I RELAX HEALTH and OBTAIN the BEST SLEEP

カラダをゆるめて
最高の睡眠を手に入れる

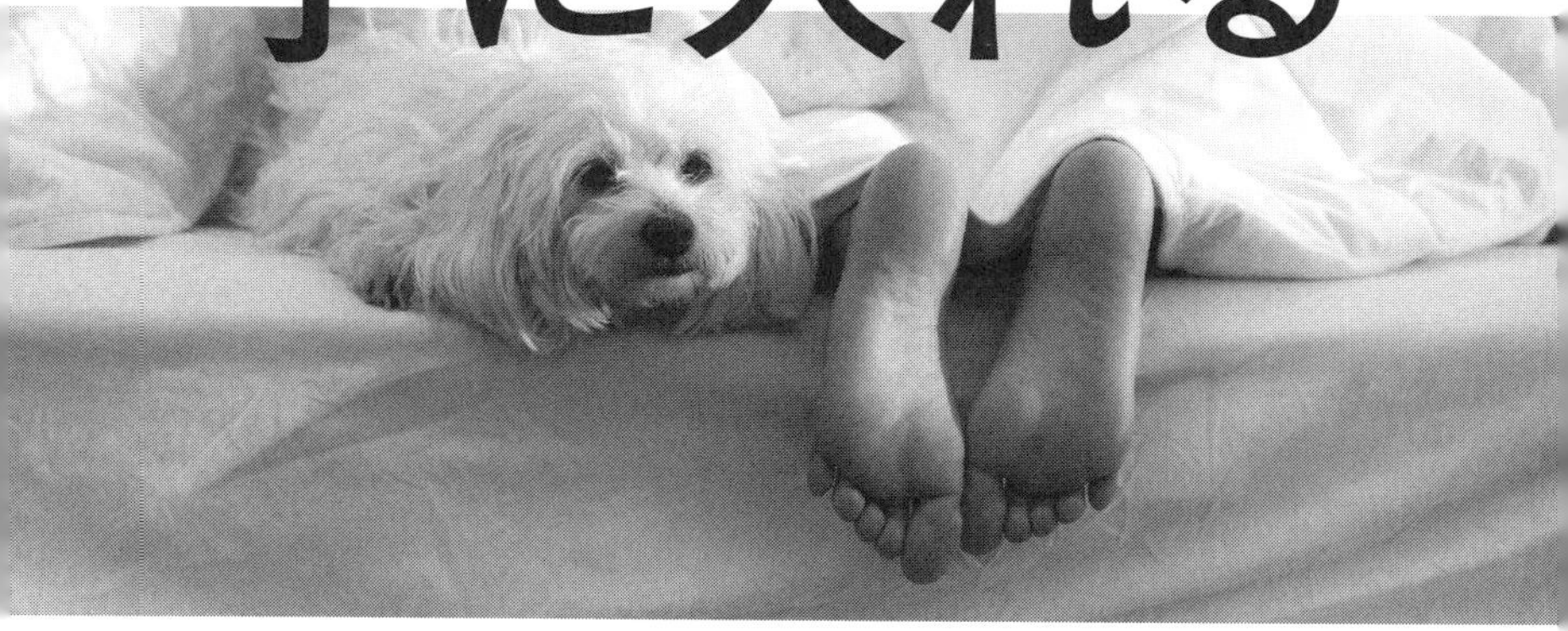

矢間あや
YAZAMA Aya

X-Knowledge

はじめに

睡眠時間は十分足りているはずなのに、朝なかなか起きられない。
いくら寝ても疲れがとれない。起きると体がだるい。
しっかり寝ているのに、昼下がりになると眠くなる。
会議中あくびが止まらない。頭がぼんやりして、やる気が出ない。
夜すんなりと寝つけない。眠りが浅く、しっかり眠れていない気がする……。

こんな悩みを持つ人は多いと思います。本書を手に取ってくださったあなたも、「心地よい睡眠がとれていない」という自覚があるのではないでしょうか。
この本は、あなたの眠りの悩みを解決し、「最高の眠り」を自分のものにしていただくために書きました。

睡眠は、体を健康に保つためにもっとも重要なこと。寝ている間に、昼間の活動で傷んだ体のあちこちが修復され、疲労を回復して翌日に備えてくれるのです。起きている間は常に働き続けている脳も、睡眠中はスイッチをオフにして脳内のクリーンアップと情報の整理を行い、スッキリした状態に整えられます。

しかし、しっかりと質のいい睡眠がとれていないと、体のダメージは修復できず、不眠ばかりか肩こりや腰痛、頭痛、めまい、胃の不調、生理不順や生理痛、便秘、肌荒れ、体の重だるさや疲れやすさ、気分の落ち込みやイライラ感など、さまざまな不快症状を招く原因となります。

よい睡眠を得るための眠り方に関する本や情報はたくさん出ていますが、本書が従来の睡眠本と決定的に違う点が1つあります。

それは、起きている間の姿勢や体の使い方の問題に注目し、**「カラダをゆるめる」**ことによって、現代人に増えている**「眠れないカラダ」を「眠れるカラダ」に整えていく**、というアプローチをとっていることです。

私は、自分で自分のカラダをメンテナンスできるようなボディメソッドを考案しました。それは、カラダをもとの状態に戻すために発育発達の理論を取り入れて、3つのステップで簡単にカラダのコンディションを整えるというものです。

その最初に行う、お母さんのお腹の中にいるときの「ゆるめる」というファーストステップを指導していて、「硬くゆるまないカラダ」こそ、よい睡眠を遠ざける「眠れないカラダ」の正体だと気づきました。

本書は、その「ゆるめる」のエッセンスを睡眠の視点から1冊にまとめた本です。

よい睡眠がとれない原因について、ほとんどの人は、日中のストレスや寝る前の時間の過ごし方、寝具や寝室の睡眠環境などに問題があると考えています。もちろん、それらも眠りを妨げる要因にはなりますが、最大の原因は、日中の悪い姿勢のクセや不適切な体の使い方・動かし方にあります。

私は理学療法士・ボディコンサルタントとして、これまでに多くの人たちに姿勢と体の使い方・動かし方を指導してきました。理学療法士としてリハビリ指導にあたった患者さんは約7年間で延べ約2万人以上、ボディコンサルタントとして個人指導を行った方は約1000人を超えます。

そうした経験から見えてきたのは、肩こりや腰痛などの不調を抱える人はもちろん、健康に問題がなさそうに見える人も、ほぼ全員が姿勢になんらかの問題があり、不適切な体の使い方・動かし方をしているということ。そして、悪い姿勢や動きの積み重ねから筋肉が緊張し、「硬くゆるまないカラダ」になっているという事実でした。

この「硬くゆるまないカラダ」こそ、よい睡眠を遠ざける「眠れないカラダ」の正体だったのです。

本書では、「眠れるカラダ」をつくるボディメソッドとして、以下の3つに重点を置いて解説し、具体的な方法を紹介していきます。

①昼間の無意識の動きや悪い姿勢のクセが、体を硬くこわばらせることを知る
②カラダをゆるめることで、カラダを本来の状態に戻す方法を知る

③昼間の姿勢で注意すべきポイントと、姿勢を正すコツを知る

これらを実践することで、あなたの睡眠の悩みは改善されていくでしょう。睡眠は、人間が毎日必ず行っている体のメンテナンスです。メンテナンスがしっかり行われるようになれば、自ずと不調は消えていきます。

しかし、不調の解消は最初の一歩に過ぎません。本書のメソッドを実践することであなたが手にできるのは、「心地よい睡眠」の先にある**「最高の眠り」**です。「最高の眠り」とは、**起きているとき、仕事や学業など自分が一生懸命に取り組んでいることに最高のパフォーマンスを発揮できる眠りのこと**。睡眠中に体と脳の疲労がしっかり回復すれば、毎日、頭がクリアに働き、心も体も軽やかで元気に活動できるようになり、心身ともにベストな状態で物事に臨むことができます。「最高の眠り」は最高のパフォーマンスをもたらして、あなたが自分の夢や人生で実現したいことを叶えていく原動力となります。

ぜひ本書で、人生を変える「最高の眠り」を手にしてください。

「眠れるカラダ」をつくる世界一シンプルな方法はこうして生まれた

ヨガとの出会いから姿勢と動作の大切さに目覚め、理学療法士に

20代前半までの私は、体のことに無頓着でした。遊びでスキーやキャンプに出かけるのは好きでしたが、いわゆる運動は嫌い。いつも体調はイマイチでしたが、「こんなものかな……」と特に気にかけていませんでした。

ところが、妊娠5カ月目に医師の勧めでマタニティビクス（妊婦向けのエアロビクス運動やストレッチ）を始めて、「体を動かすって楽しい！」と発見。動くと体調がよくなり、身のこなしが軽くなること、姿勢もよくなることを体験しました。産後1年目までアフタービクスの教室に通う中で「体の硬さがケガにつながるのでは？」と思うようになり、ストレッチを学ぶうちにヨガと出会います。

ヨガというと、一般的にはいろいろなポーズをとるストレッチ的な運動というイメージがありますが、その根底には解剖学や運動生理学など人体の構造と動き

に対する理解や、呼吸法や瞑想など心と体を整える方法、真の自分を知る哲学など、非常に奥深い世界が広がっています。特に、私が最初に出会ったヨガのグループは医師や理学療法士、セラピストなど世界中で体に関わる仕事をしている仲間が多かったので、非常に触発されました。体について学び、よりよい状態に体を整える方法を追求することが大好きな「カラダおたく」になっていた私はヨガに夢中になり、さまざまな流派を学んでヨガのインストラクターになります。

ヨガの指導を行ううちに、次第に医療の場で体の動かし方やメンテナンス方法を伝えたいという思いが芽生え、私は理学療法士の資格を取得します。理学療法士とは、ケガや病気などで身体機能に障害や機能低下が生じた患者さんに対して、立つ・座る・歩くといった日常生活で必要な基本動作ができるようにリハビリをサポートする、姿勢と動作の専門家です。理学療法士として病院やクリニックに約7年間勤務し、脳梗塞の後遺症で体に麻痺が残った人、体の機能が衰えて要介護状態になった人、腰痛や肩・ひざの痛みなど整形外科疾患に苦しむ人など、さまざまな患者さんのリハビリ指導にあたってきました。ヨガで学んだことは、患者さんたちの指導にも大いに役立ちました。

けれども、理学療法士として働くうちに、医療の場でできることの限界を痛感するようになります。私は、もし私が明日いなくなっても、自分の体を自分でメンテナンスできるように、体を整えるノウハウのすべてを患者さんに教えたいと考えて指導してきましたが、日本では理学療法士は医師の指示のもとで動くことしかできません。診断も診察も治療もすべて自分の判断で行うことができる欧米の理学療法士とは大違いです。

また、医療現場での経験を通じて、私は改めて「予防」の大切さを実感します。肩こりや首の痛み、腰痛、ひざ痛など整形外科的な不調の多くは、正しい動きや姿勢を身につければ予防・改善でき、大きな疾患につながらずに済むのです。

そして、ヨガの指導や理学療法士としての経験の中から生まれた私の「体を整えるメソッド」は、体の痛みや不調に悩んでいる人だけでなく、なんとなく体調がイマイチな人、いまは特に体に問題を感じていない人にも幅広く役立つことがわかってきました。普段の姿勢や日常の動作の悪いクセを正していくだけで、心身ともにベストな状態に調い、仕事のパフォーマンスも劇的に上がるのです。そこで現在は医療の場を離れ、理想のカラダを手に入れるボディコンサルタントとして、一般の方々に向けてボディメンテナンスを指導しています。

カラダをゆるめれば「最高の眠り」が手に入る

私が考案したボディメソッドは、人間の発育発達の原理に基づいた、カラダを「ゆるめる」「整える」「維持する」の3ステップで構成されています。中でも快眠のカギとなるのが「カラダをゆるめる」こと。その方法は第1章で「ゴロ寝リセット」として紹介しています。

カラダをゆるめると深く眠れるようになると気づいたきっかけは、10年ほど前、リストラクティブ・ヨガを学んだこと。これはアメリカの理学療法士でもあるジュディス・ラサター氏が創始したヨガで、リストラクティブとは英語で「回復・修復」の意味です。ブランケットやボルスター（大型の枕）を使い、自分で動く運動はせず、ブロップス（体を支える補助道具）に身をゆだねて完全なリラックス状態をつくります。1つのポーズで10分〜20分ほど休息することで神経系を鎮め、深いリラクセーションを得ることが目的のヨガで、当時、海外では医師や弁護士などのハードワーカーの間で人気が高まっていました。

リストラクティブ・ヨガやその他のリラックス系のヨガを指導すると皆さん一様に、その場で深い眠りに落ち、「スッキリした！」と目を輝かせます。そこで気づいたのが、体をゆるめて全身の力を完全に抜いてリラックスすることができない人が非常に多いことと、体をゆるめることができない人は普段の眠りも浅いということでした。「現代人は休むことが下手」と言われますが、患者さんたちやセミナー受講者の皆さんを見ていると、まさにその通りだと思いました。

ほとんどの人は、無意識のうちに体に力が入り緊張していて、「体の力を抜こう」「リラックスしよう」と思っても、うまくできません。そこで私は、誰でも簡単に体の緊張をゆるめる方法として、**「ゴロ寝リセット」**を考案しました。

これは、筒状に丸めた毛布（ブランケットロール）の上にあお向けに寝転がり、ただ目を閉じてじっとしていたり、寝たまま軽く手足を動かしたりするものです。
「ゴロ寝リセット」を指導すると、**その場で熟睡する人が続出**。ほんの15分ほどの時間ですが、「何時間も眠った後みたいに疲れがとれた！」「頭がスッキリして体も軽くなった！」といった喜びの声が数多く寄せられたのです。体がゆるむことで肩こりや腰痛など体のこりや痛みが軽くなったり、筋肉の緊張がほぐれて体のバランスが整い、姿勢や体の動きもよくなることもわかりました。

さらに、自宅で寝る前に「ゴロ寝リセット」を行うよう指導したところ、夜なかなか寝つけない、朝スッキリと起きられない、眠りが浅く日中に眠くなるなど、眠りに関する悩みが解消した人が続出したのです。睡眠導入剤を飲まなくても眠れるようになった人も、少なくありません。

「ゴロ寝リセット」は、丸めた毛布の上でただゴロ寝をするだけですから、「眠れるカラダ」をつくる**世界一シンプルな方法**といえるでしょう。シンプルで簡単ですが、その効果は抜群。心身ともに深くリラックスし、「最高の眠り」を手に入れることができます。ぜひ、寝る前の習慣にしてください。

目次

第2章 なぜ大人になるとうまく眠れなくなるのか？

第3章 姿勢の改善と「ゆるめる」習慣が「眠れるカラダ」をつくる

第4章 生活習慣を改善して「眠れるカラダ」に整える

第5章 よりよい睡眠を得るために知っておきたいこと

装丁　大場君人
本文デザイン・DTP　平野智大（マイセンス）
取材・文　城川佳子
写真　岡戸雅樹
イラスト　小林孝文（アッズーロ）
印刷　シナノ書籍印刷

第1章

毎晩、寝る前にやってみよう！体がゆるんですんなり眠れる「ゴロ寝リセット」

筒状に巻いた毛布の上に寝るだけ！

「ゴロ寝リセット」

睡眠の質を高め、ぐっすり熟睡するために大切なのは、筋肉をゆるめてリラックスさせること。特に、いつも緊張してこわばっている背骨周りの筋肉をゆるめることが必要です。そのために有効なのが「ゴロ寝リセット」。筒状に巻いた毛布（ブランケットロール）の上に寝転がるだけで全身の筋肉の緊張がゆるみ、リラックスして眠りにつきやすくなるので、毎晩、寝る前の習慣にしてください。

ゴロ寝リセットのコツ

いちばん大切なのは「力を入れたり頑張ったりしないこと」。「ゴロ寝リセット」はすべて、力はいりません。気持ちよく脱力することで、筋肉がほぐれて姿勢がリセットされます。どのエクササイズも、時間や回数は適当です。１回だけでも十分ですし、気持ちよければ5回くらいくり返してもOK。リラックスするためのエクササイズですから、自分のペースで心地よく体と心をゆるめていきましょう。

禁忌事項

脊椎に問題がある人、脊椎の手術を受けている人、妊婦の方、体に痛みや腫れがある場合、内科的疾患がある場合、少しでも腰や背中、肩などに痛みがある場合は、事前に医師の指示を仰ぐことをお勧めします。ご自身のみの判断で実践することは、控えてください。

家にある毛布やタオルケットを丸めるだけ。まずは「ブランケットロール」を作ろう！

用意するもの

シングルサイズの毛布、綿毛布、タオルケットなど
（長さ200㎝×幅140㎝程度のもの）２、３枚

ブランケットロールの作り方

①毛布等の長辺を半分に折る

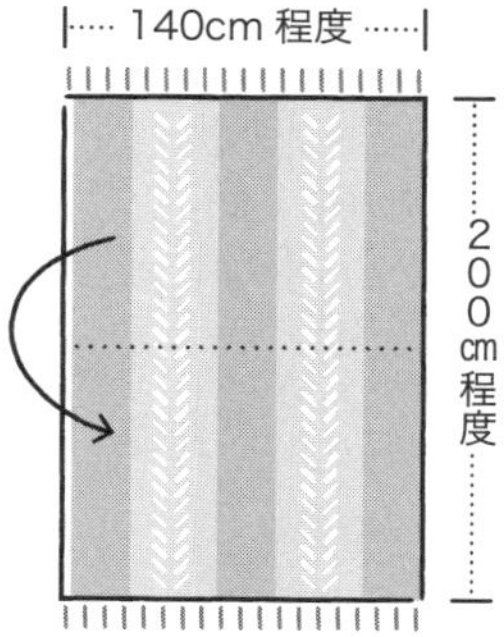

②端から丸めていく。巻き終わりを下にして完成

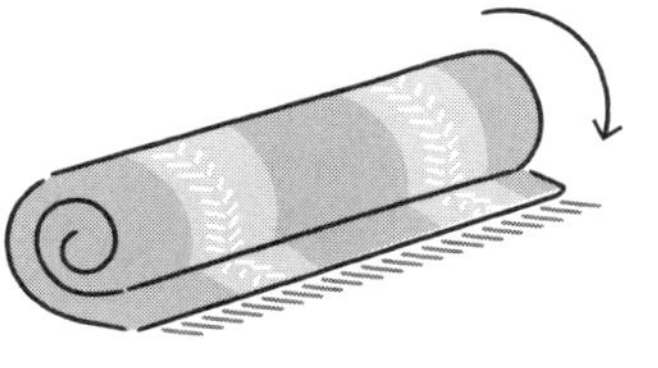

厚手で大判のバスタオルでも代用できる。バスタオルを何枚か用意して、長さ90㎝程度、直径12～15㎝程度の筒形になるように巻き重ねる

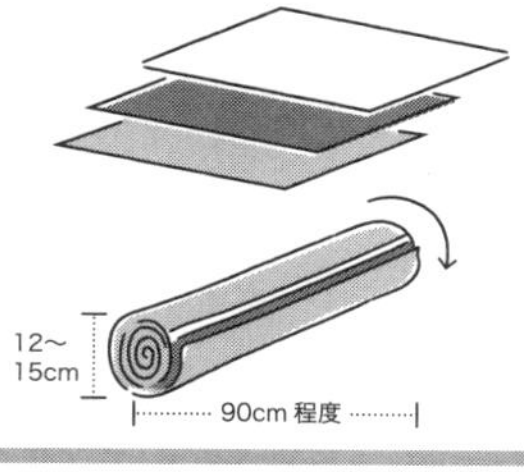

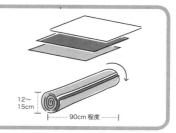

これだけでもOK！ 毎晩実行してみよう！
全身をゆるめる「基本ポーズ」

「ゴロ寝リセット」の基本ポーズは、「ブランケットロール」（筒状に巻いた毛布）の上で、あお向けに寝るだけ。腰から背中、肩周りにかけての筋肉や縮こまった胸の筋肉が心地よくゆるみ、気持ちもリラックスして、眠りにつきやすい体に整います。毎晩、これだけは必ず実行してほしい必須メニューです。

やり方

①ブランケットロールの上に乗る

床に置いたブランケットロールの端にお尻を乗せ、両手を床につける。そのまま両手で体を支えながら、ブランケットロールに背中を沿わせるようにして、ゆっくりとあお向けに寝る。お尻から頭まできちんとブランケットロールの真上に乗るように、体の位置を調整する

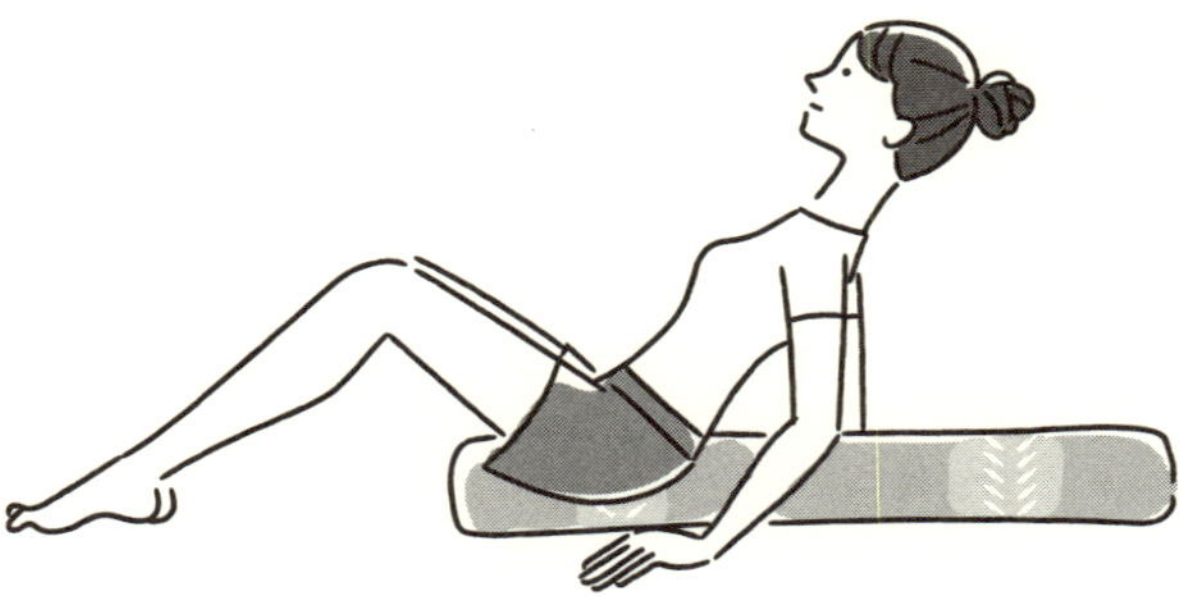

②基本姿勢をとる

両ひざを曲げて肩幅程度に足を開いて、足の裏は床につける。両腕は軽く左右に開き、手のひらは天井に向けて床に置く。足や手の位置は、自分の体がもっとも安定してリラックスでき、体の力が抜けるポジションで行う

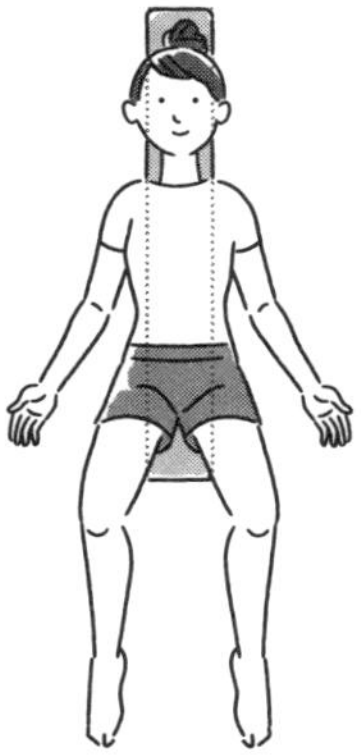

これが「ゴロ寝リセット」の基本姿勢！

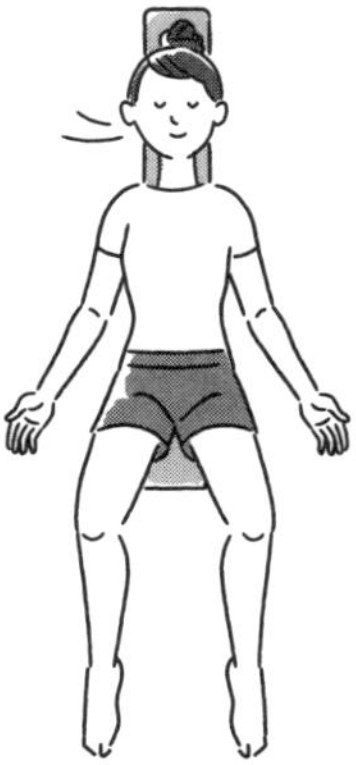

③目を閉じてリラックスする

体の力が抜けるポジションが見つかったら、そのままの姿勢で目を閉じて、５分〜10分程度リラックスする（※）。呼吸は自然に行いながら、自分の体の重みで背中や肩周り、腕が気持ちよく伸びていくのを感じる

※「基本ポーズ」だけを行う場合は５〜10分。ほかのメソッドも実行するときは1分程度でOK

④ブランケットロールから降りる

自分が降りやすい側にお尻をずらして、体を横に傾けて、お尻からゆっくりと滑り降りるようにしてブランケットロールから降りる。体が床についたら、最後に頭をポールから離す。すぐに起き上がらず、しばらくあお向けのまま、背中全体で床の感触を味わう

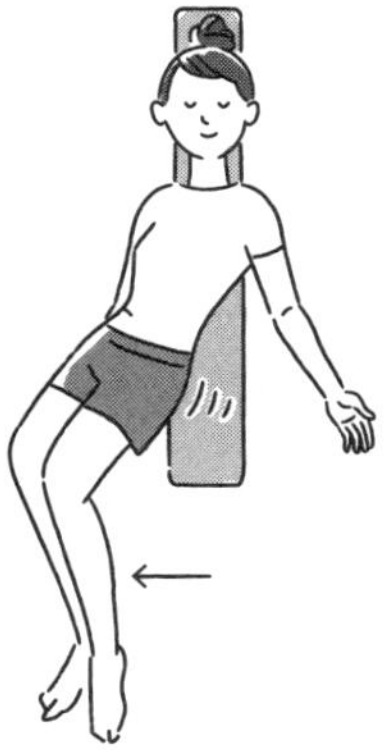

応用編①

デスクワークや猫背の人にオススメ！ 胸を大きく開く「ゴロ寝うで開き」

猫背の人やデスクワークをしている人は、背中が丸まり肩が前方に出て、胸が縮こまった姿勢になりがちです。胸が縮こまっていると、横になっても肩が床につかず、眠りにつきにくくなるうえ、呼吸も浅くなります。胸を大きく開く「ゴロ寝うで開き」で胸の筋肉をゆるめて、猫背をリセットしましょう。

やり方

①基本姿勢をとる

ブランケットロールの上にあお向けに寝て、両ひざを曲げ、足は肩幅程度に開いて足の裏は床につける。両腕は軽く左右に開き、手のひらは天井に向けて床に置く。足や手の位置は、自分の体がもっとも安定してリラックスでき、体の力が抜けるポジションを探す

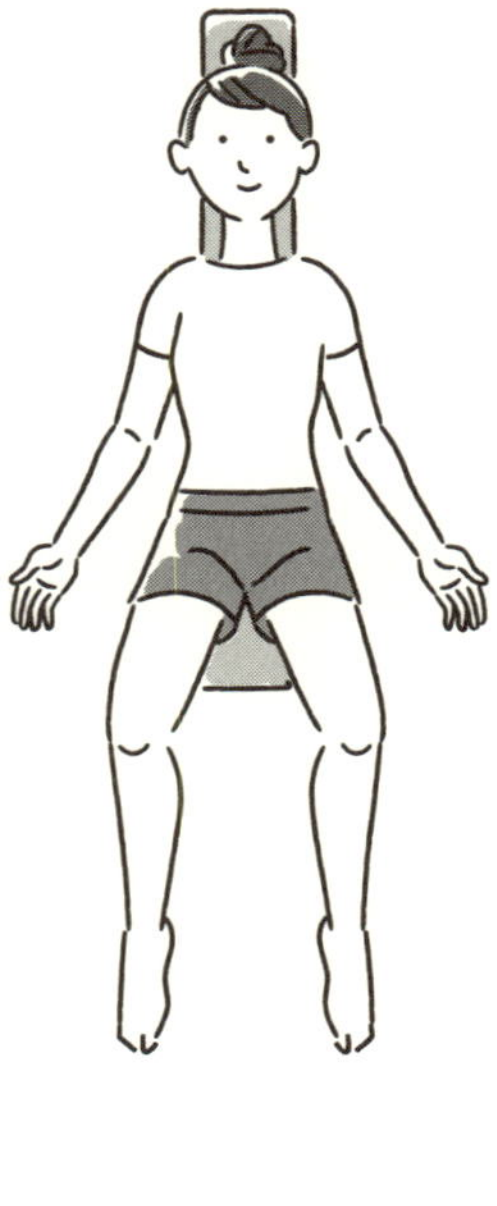

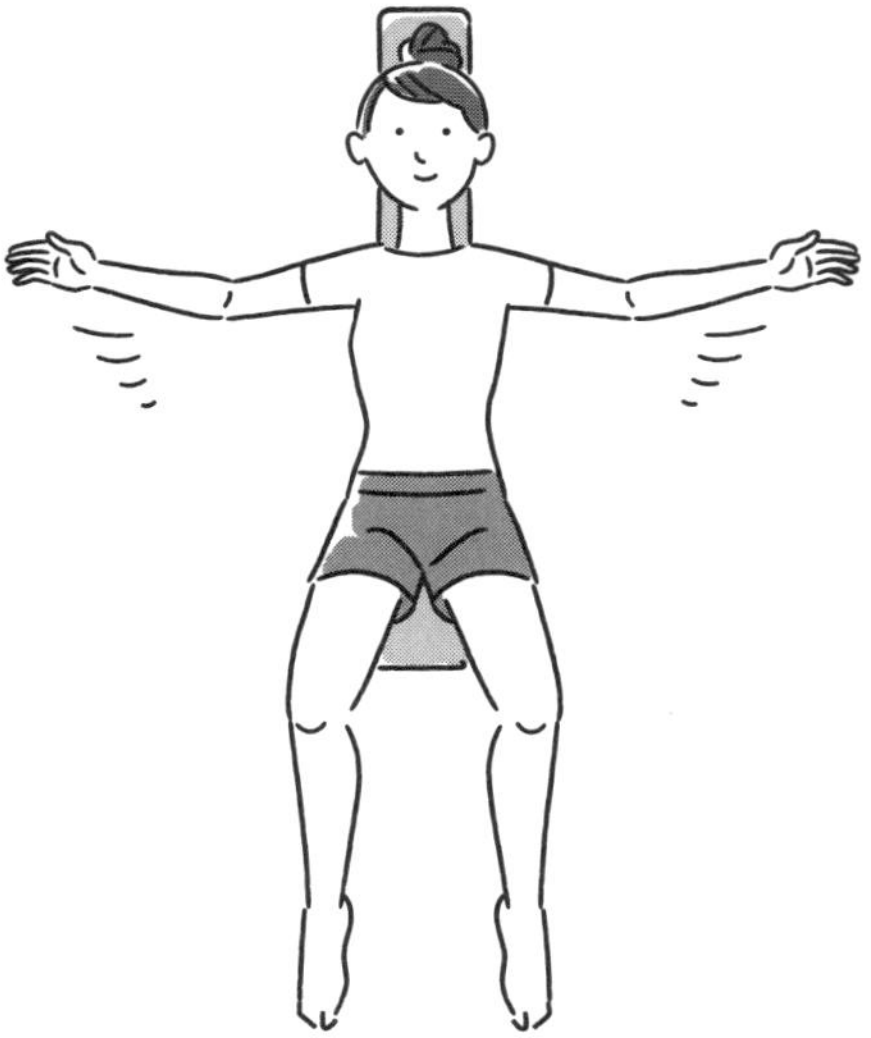

②両腕を左右に開く

①の姿勢のまま、両腕を床につけたままズルズルと引きずりながら上げていく。このとき、腕に力を入れて上げようとしてはダメ。「肩甲骨が動くから腕が動く」ことを感じながら、腕や胸が突っ張ることなく、気持ちよく伸びるくらいのところで動きを止めて、そのまま２～３秒程度、腕が伸びて胸が大きく開いている感覚を味わう

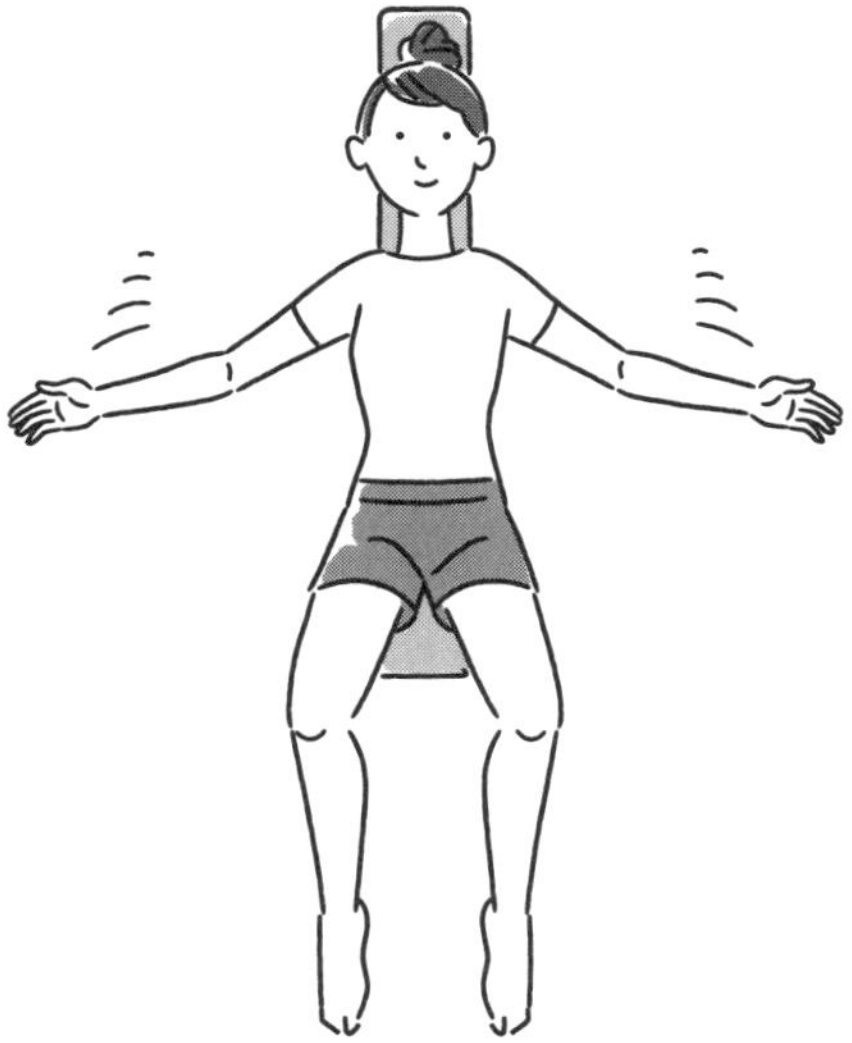

③両腕を元の位置に戻す

両腕を床につけたまま、ズルズルと引きずりながら元の位置に戻す。ひと呼吸置いて、②～③を３～５回程度くり返す

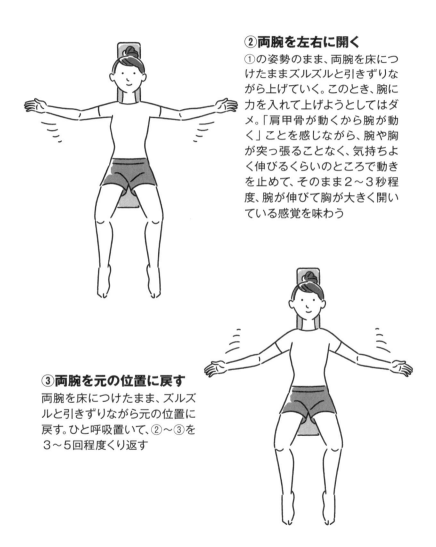

応用編②

肩こりや猫背の人にオススメ！肩甲骨周りの筋肉をゆるめる「ゴロ寝前ならえ」

ブランケットロールの上で寝たまま、両腕を天井に向けて上げて上下動をくり返す「ゴロ寝前ならえ」は、肩甲骨の周囲の筋肉をゆるめて、肩甲骨の動きをよくする効果があります。肩こりの人、猫背やデスクワークの人に、特にオススメの動作。肩甲骨から腕を動かす動作を覚えるためにも、格好の動作です。

やり方

①基本姿勢をとる

イラストのようにブランケットロールの上にあお向けに寝て、両ひざを曲げ、足は肩幅程度に開いて足の裏は床につける。両腕は軽く左右に開き、手のひらは天井に向けて床に置く

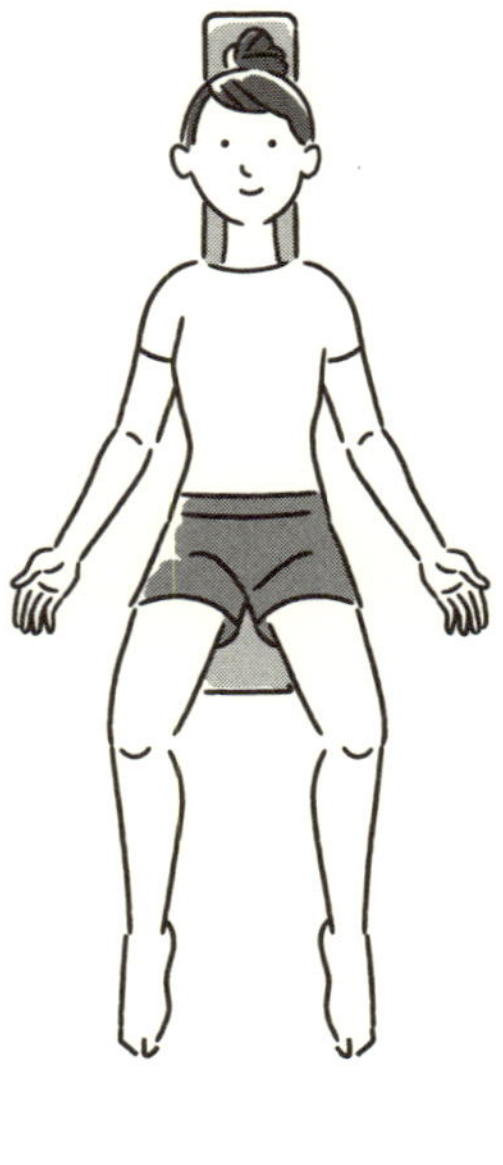

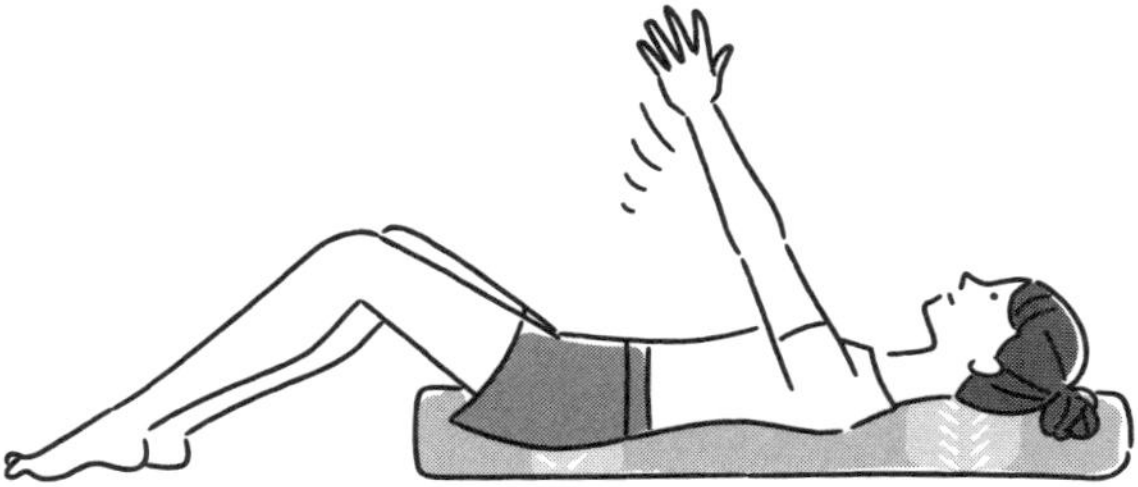

②両腕を天井に向けて上げる

基本姿勢の状態から、「前へならえ」をするように、両腕を天井に向けて上げる。腕の重みを感じない位置に、やや斜めに腕の位置を調整する

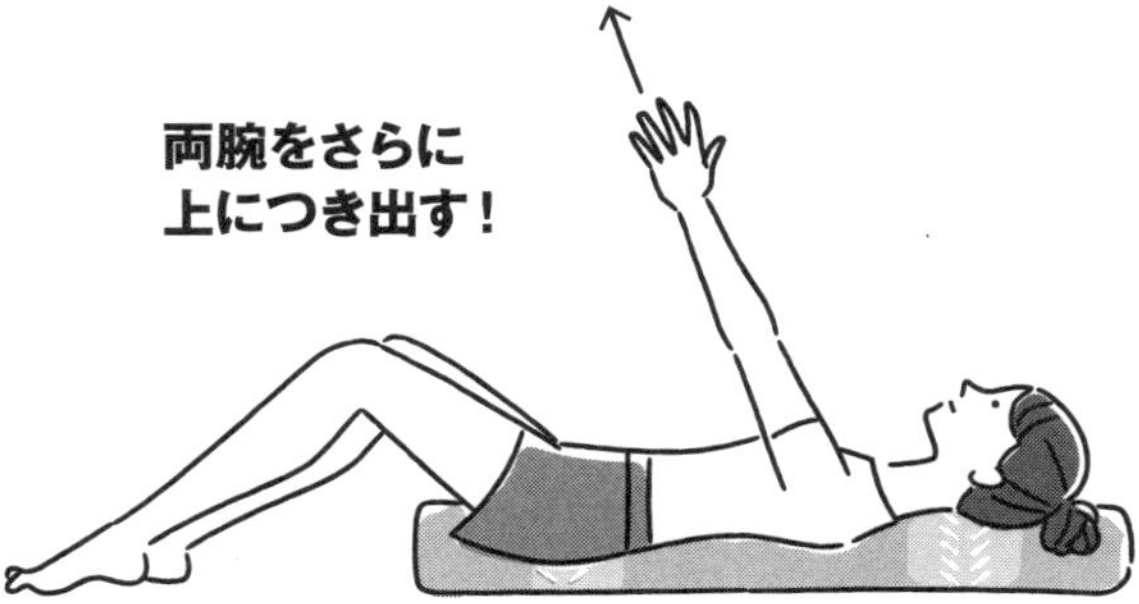

③両腕を上下動する

②の姿勢から、両腕が天井に向かって引っ張られるような感覚で、両腕をさらに上へ突き出す。このとき、決して腕の力で上げようとしないこと。指先や腕の力を抜き、「背中の下にいる小人が肩甲骨を押し上げてくれている」ようなイメージで、肩甲骨から腕を動かすのがポイント。腕を上げ切った状態で2〜3秒キープしたあと、肩の力を抜いてゆっくりと腕を下に戻す。この上下動を3〜5回程度くり返す

応用編③

骨盤を正しい位置に整える！ 太もも内側の筋肉や股関節をゆるめる「カエルのポーズ」

ブランケットロールの上に寝たまま、両脚をカエルのようにパカッと開く「カエルのポーズ」は、太ももの内側の筋肉や股関節をゆるめます。ただし、脚を大きく開こうと無理をしたり、頑張るのは禁物。自分の体の動く範囲で、内ももや脚のつけ根が気持ちよく伸びている感覚を味わうのがポイントです。

やり方

①基本姿勢をとる

イラストのようにブランケットロールの上にあお向けに寝て、両ひざを曲げ、足は肩幅程度に開いて足の裏は床につける。両腕は軽く左右に開き、手のひらは天井に向けて床に置く

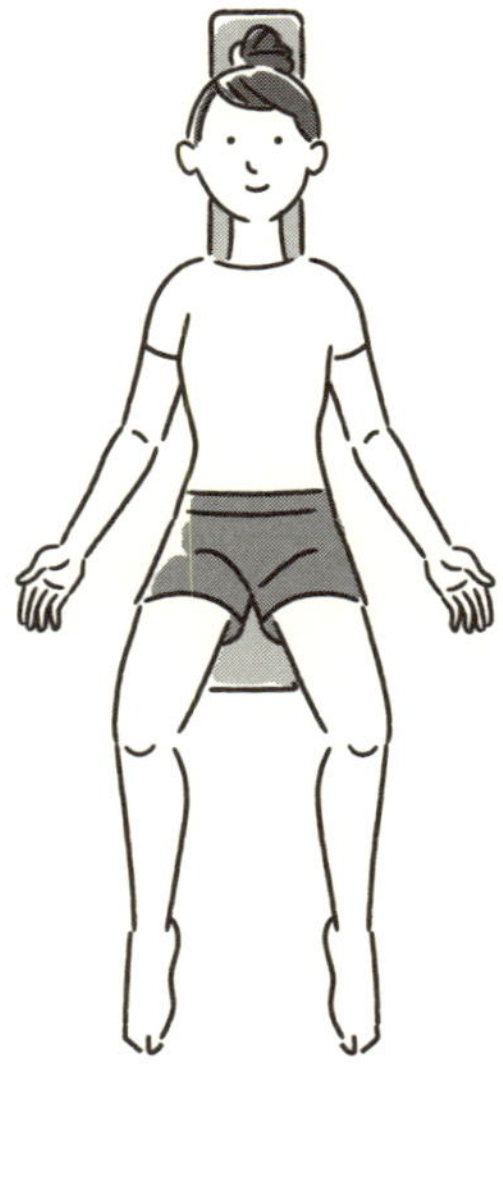

②両ひざを外側に開く

基本姿勢の状態から、両ひざを外側に開く。体の力を抜き、脚の重みで内ももや脚のつけ根が気持ちよく伸びている感覚を味わいながら、その姿勢を10〜15秒程度キープする。このとき、両足の裏は合わせず、ひざを開くのがきつい場合は、ひざを少し伸ばして、リラックスできるポジションで行う。終わったら足をゆっくりと元の位置に戻し、ひと呼吸おいて、再び両ひざを外側に開く。これを3〜5回程度くり返す

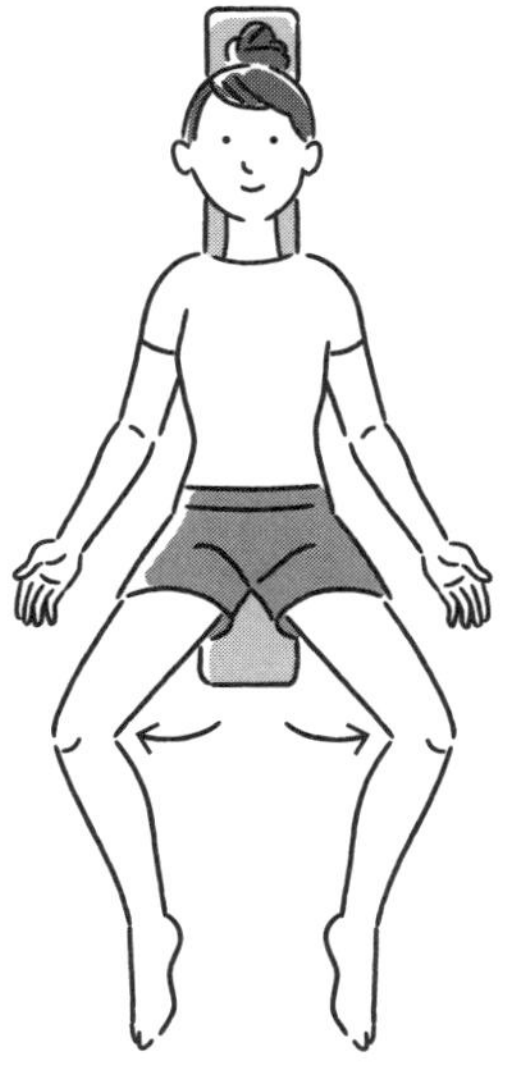

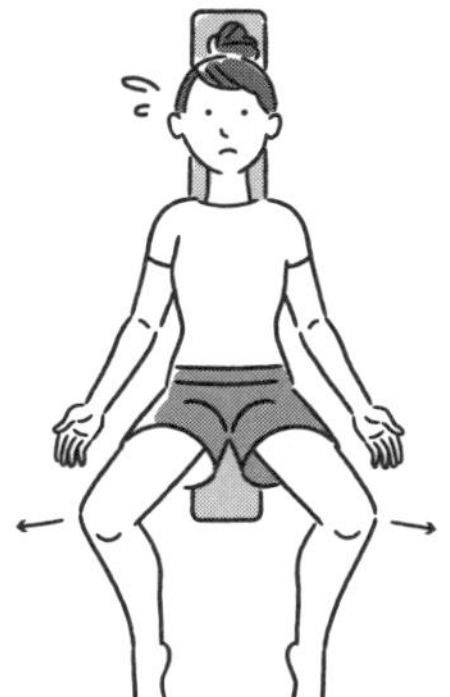

股関節が硬くて両ひざを外側に開くのがつらい人は、足の位置をブランケットロールから遠ざけてから脚を開くと、やりやすい

応用編④

股関節周りの筋肉をゆるめて整える「足でバイバイ動作」

ブランケットロールの上で寝たまま、両足をワイパーのように左右に振り動かす「足でバイバイ動作」は、脚のつけ根周辺の力をゆるめて股関節周りの筋肉を整える効果があります。

やり方

①基本姿勢をとる

イラストのようにブランケットロールの上にあお向けに寝て、両ひざを曲げ、足は肩幅程度に開いて足の裏は床につける。両腕は軽く左右に開き、手のひらは天井に向けて床に置く

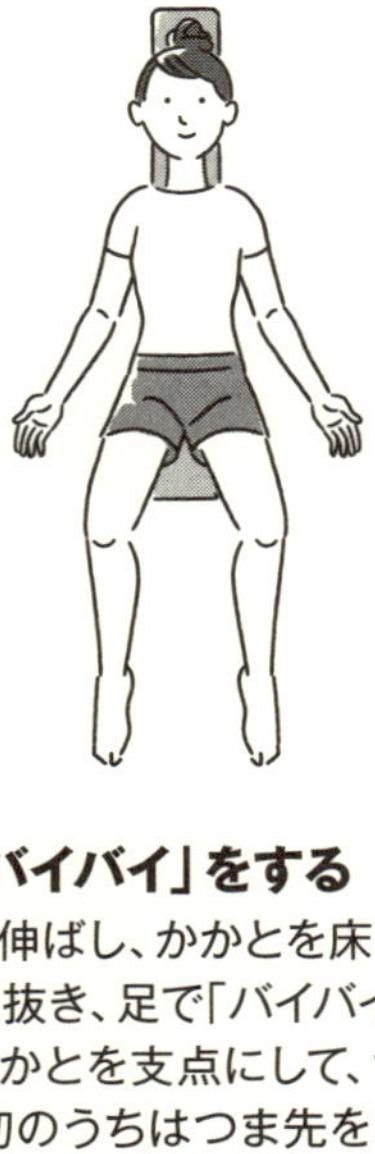

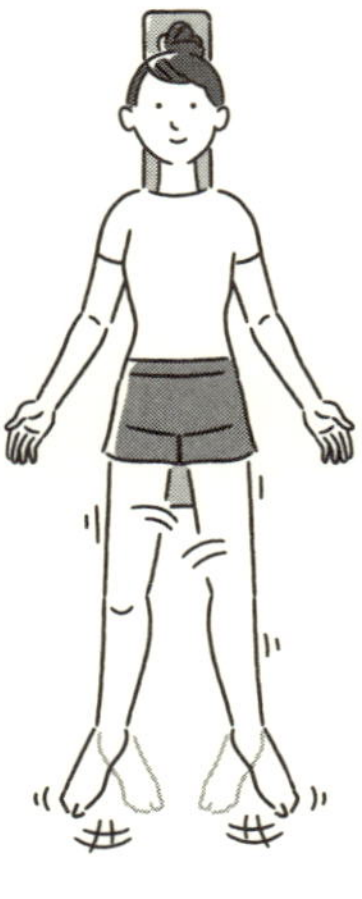

②両足を伸ばし、足で「バイバイ」をする

基本姿勢の状態から両脚を伸ばし、かかとを床につける。両脚はダランと力を抜き、足で「バイバイ」をするようなイメージで、かかとを支点にして、つま先を内・外へ動かす。最初のうちはつま先をゆっくり大きく動かし、慣れてきたら小刻みに動かす。つま先だけを動かすのではなく、股関節から脚全体を動かす意識で行うとよい。股関節が動くから、それにつられてつま先が内・外と動くように動かす。この動作を10～15秒程度くり返す

応用編⑤

すべての人にオススメです！ 動きながら気持ちよく全身がゆるんでいく 「ゴロ寝でゴロゴロ」

ブランケットロールの上で寝たまま、体を左右にゴロゴロと揺らす「ゴロ寝でゴロゴロ」は、動きながら体の余計な力や緊張を取り去り、気持ちよく全身をゆるめる動作です。特に、背中が心地よくゆるんでいくのが実感できるはず。「基本ポーズ」とセットで行うのもオススメです。

やり方

①基本姿勢をとる

イラストのようにブランケットロールの上にあお向けに寝て、両ひざを曲げ、足は肩幅程度に開いて足の裏は床につける。両腕は軽く左右に開き、手のひらは天井に向けて床に置く

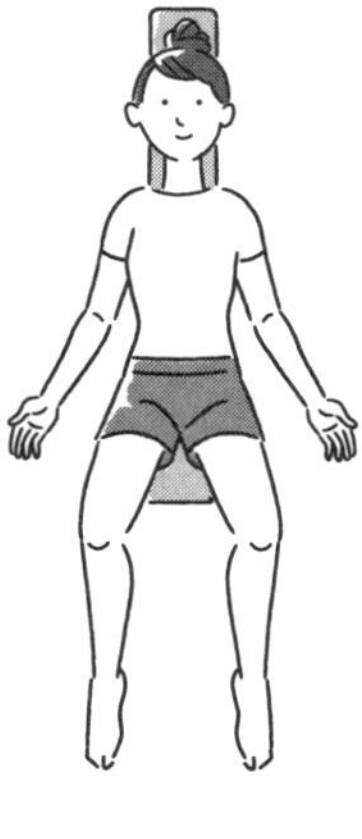

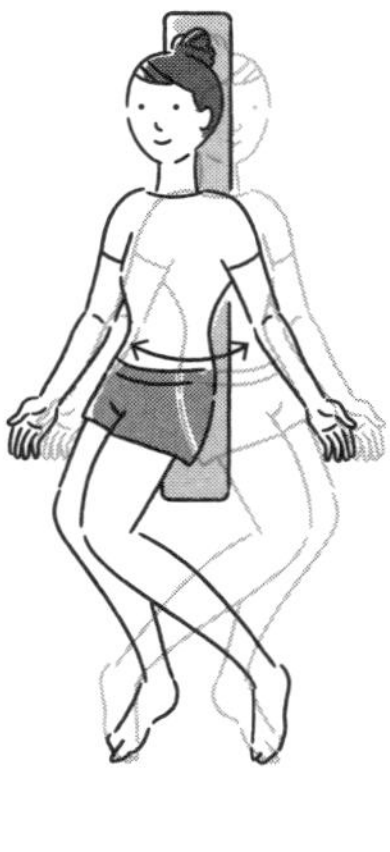

②両ひざを左右に倒しながらゴロゴロする

基本姿勢の状態から、両ひざをゆっくりと左右に倒し、ひざの動きにつられるような感じで、ブランケットロールの上で体を左右にゴロゴロと動かす。体に余計な力を入れず、気持ちよいと感じるところで行う。この動きを10～15秒程度くり返す

セルフチェックで
いまの自分の体の状態を確認し、
「ゴロ寝リセット」の効果を実感しよう!

どんなエクササイズも、効果が実感できなければ、続けるモチベーションがわきにくいものです。ここでは、いまの自分の体の状態を確認するセルフチェックの方法を紹介します。毎日行う必要はありませんが、初めて「ゴロ寝リセット」を行うときは、ぜひ実行してください。「ゴロ寝リセット」を行う前と後の体の変化が実感でき、その効果がわかるはずです。

やり方

①あお向けに寝る

床の上にあお向けに寝て、肩(イラスト①)や腰(②)、太もも(③)、ひざ(④)が床とどのように接地しているか、どこが床から浮いているかをチェックする。体の左右の感覚差や、背中で感じる床の硬さもチェックする

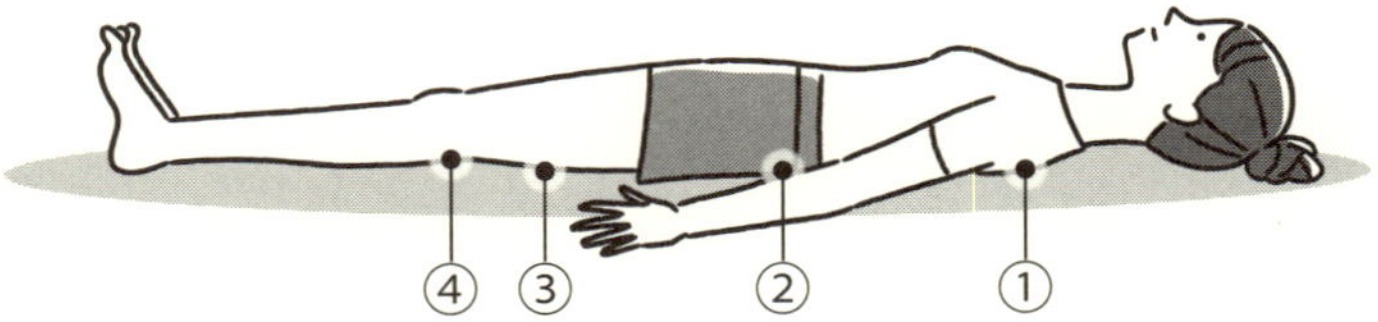

②立ち姿勢をチェックする

まっすぐに立ち、その姿を横からスマートフォンなどで撮影し、自分の立ち姿勢を画像でチェックする

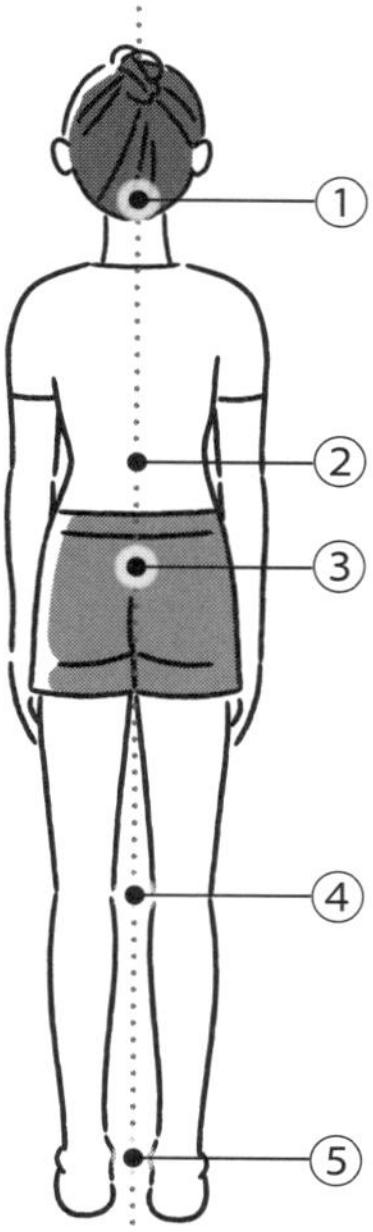

正しい立ち姿勢は、真後ろから見て①後頭部のつけ根②背骨のカーブの頂点③お尻の溝④両ひざ関節の内側の中心⑤内くるぶしの中心、の5点が一直線に並んでいる

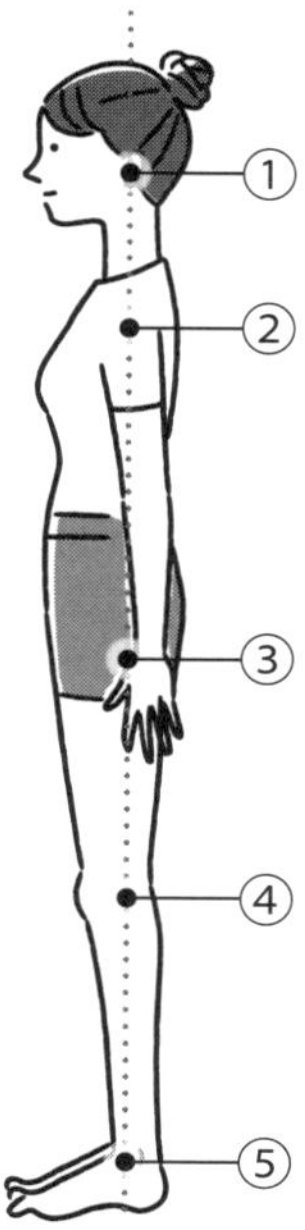

正しい立ち姿勢は、横から見て①耳たぶ②肩の先端③足のつけ根の外側④ひざの外側やや前方⑤外くるぶしの5～6㎝前、の5点が一直線に並んでいる

③体を左右にひねったり、横に倒してみる

両足を肩幅に開いて立ち、体を左右にひねり、どこまでひねることができるか、左右どちらにひねりやすいか、体につっぱり感がないかをチェック。同様に、体を左右に倒して、どこまで倒すことができるか、左右どちらが倒しやすいか、わき腹につっぱり感がないかをチェックする

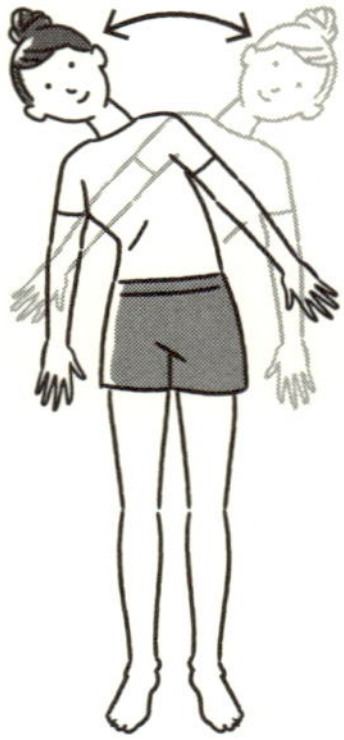

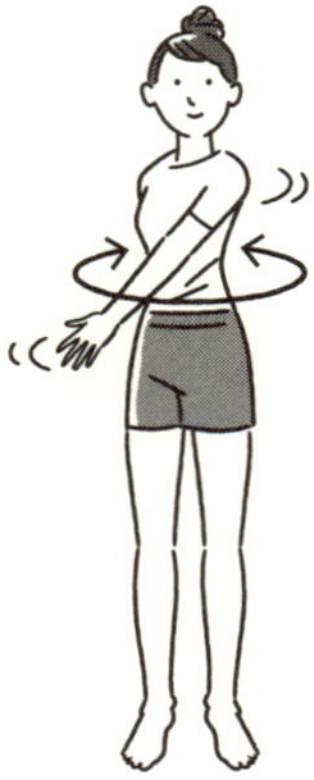

④片足で立ってみる

一方のひざを上げて、片足立ちになる。片足立ちのときの体のふらつき加減や、足の上げやすさをチェックする

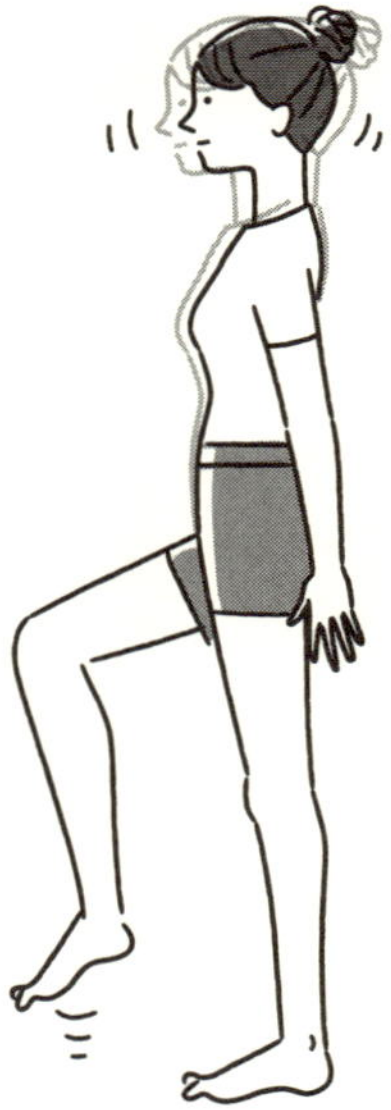

第2章

なぜ大人になるとうまく眠れなくなるのか？

「硬くゆるまない体」を
そのままにするから
「眠れないカラダ」になる

子どものころは誰もがゆるみ上手な「眠れるカラダ」だった

子どものころのことを思い出してみてください。夜になると自然とあくびが出てきて眠くなり、大人と一緒に夜更かしをしたくても、いつの間にか眠りに落ちてしまう。朝になると「今日は何をして遊ぼうかな？」と、ワクワク感いっぱいでパッチリ目が覚める。前日どんなに遊び回ってクタクタに疲れても、一晩寝ると疲れはスッキリ消えて、また元気に朝を迎える……。少なくとも塾通いや受験勉強が本格化する前までは、そんな毎日を送っていた人が大半だと思います。

では、なぜ大人になるとうまく眠れなくなるのでしょうか？　私の考えは、ごくシンプルです。

●硬くゆるまない体をそのままにするから、眠れなくなる。

「硬くゆるまない体」とは、よく「体が硬い」「体が柔らかい」と言う場合の、前屈で上体を深く曲げることができるか、開脚で脚を大きく広げられるかといった体の柔軟性を指すのではありません。無意識のうちに体に余計な力が入り、いつも緊張して硬くこわばっている体、緊張が持続して**「ゆるめる」ことがうまくできなくなってしまった体**のことを指します。

理想的な体とは、踏ん張るときは踏ん張る、動くときは動く、力を出すときは思い切り力を入れることができ、力を入れる必要がないときや休むときは力が抜け、リラックスしてゆるむことができる体です。私たちはみんな、子どもの頃はそんな理想的な体だったのです。

私たちは生まれてくる前、お母さんの子宮の中にいたときは、温かな羊水にプカプカと浮かびながら、究極のリラックス状態で過ごしていました。そして誕生直後に「オギャー！」と産声を上げた瞬間、臍帯《さいたい》循環（母体の胎盤や臍帯から酸素や栄養を得ること）から肺循環（心臓から拍出された血液が肺を巡って心臓へ戻って来る体内循環）に切り替わり、自力で肺呼吸ができるようになります。

赤ちゃんは声を上げて泣くことを通して呼吸トレーニングを積み重ね、体幹、特にお腹の筋肉を使えるようになっていきます。すると、手足をバタバタと動かせるようになり、頭を持ち上げるようになり、寝返りを打てるようになり、ハイハイ、おすわり、つかまり立ちと、全身を使った動作が少しずつできるようになっていきます。

そして、立って歩けるようになった後も、全身を動かして遊ぶことを通じて運動能力を発達させ、さまざまな細かい体の使い方・動かし方を習得していきます。

外遊びの機会が減り、テレビゲームなど体を動かさない遊びが増えた現代っ子に関しては一概には言えませんが、私は、二足歩行を覚えた2歳児ごろから小学校高学年くらいまでの時期の子どもが、体の状態としてはもっとも理想的だと考えています。体に無理のないバランスのよい姿勢が整い、活発に動くことができ、休むときは体がちゃんとゆるんで、ぐっすりと眠れるのです。

大人が「硬くゆるまない体」になってしまう3つの理由

筋肉は力を入れることは得意だがゆるむことは苦手

「硬くゆるまない体」とは、無意識のうちに体に余計な力が入り、いつも緊張して硬くこわばっている体、緊張が持続して「ゆるめる」ことがうまくできなくなってしまった体のこと。

では、なぜ大人になると硬くゆるまない体になってしまうのでしょうか。その理由をお話しする前に、骨格と筋肉のことについて簡単に説明しておきましょう。

人間の体は、**約２０６個の骨**がつながりあって骨格を形成しています。その骨と骨をつなぐようについているのが、**約４００個ある筋肉**（骨格筋）です。筋肉は骨格を動かす原動力となり、筋肉が伸び縮みすることによって、歩く、走る、座る、立つなど多彩な動作が可能になります。

体を動かし、姿勢を安定させる以外に、筋肉は外部の衝撃から体や内臓を守る役目や、体に送り出された血液を心臓に戻すポンプの役割、熱を生み出して体温を維持する役割なども果たしています。

ちなみに、腕や脚の筋肉、腹筋や背筋など、一般的に筋肉と言っているのは「骨格筋」と呼ばれています。人体の筋肉には、骨格筋のほか、内臓や血管などを構成する平滑筋《へいかつきん》（内臓筋）、心臓を構成する心筋があります。骨格筋は自分の意思で動かせるので随意筋《ずいいきん》とも呼ばれ、平滑筋や心筋は自分の意思ではコントロールできないので不随意筋と呼ばれています。

筋肉は、さまざまな筋肉が連携しながら働いています。筋肉に力が入ると縮み、その筋肉の収縮によって関節や骨が動き、縮んでいた筋肉がゆるむと、骨や関節が元の位置に戻ります。

体を動かすときや姿勢を維持するときはそれぞれ、どの筋肉に力を入れてどのように動かすと体に余計な負担をかけずにもっとも効率的な動作やバランスのよい姿勢がとれるか、正しい姿勢や正しい動きがあります。

正しい姿勢は、筋肉に余計な力が入らず、骨格を維持・安定させるための力以外は使わない姿勢です。つまり、正しい姿勢は本来、省エネで疲れにくいのです。体を動かすときも、その動作に必要な筋肉を正しく使えば、無理なくスムーズに体を動かせます。

たとえば、腕を上げるときは、肩甲骨から腕を動かします。肩甲骨を背中の内側や外側に向けて動かすと、背中全体が動きます。この力を利用して、腕を動かすのです。ところが、腕の力だけで腕を上げようとすると、腕の筋肉に過剰な力が入り、それが続くと腕の筋肉が疲労してしまい、痛みや不調の原因につながります。腕だけで腕を動かそうとすると、肩やひじにも負担がかかり、肩やひじを傷めることにつながります。

実は、筋肉はとても柔らかいものです。力を抜いた状態ではとても柔らかく、力を入れると硬くなります。力を入れると硬くなり、脱力するとゆるんで柔らかくなるのが、筋肉の本来の姿です。

けれども、筋肉には、使い過ぎても使わない状態が続いても、硬くこわばりやすいという性質があります。

筋肉は縮むことは得意ですが、**ゆるむことは不得手**です。無意識のうちにいつも体に力が入っていると、筋肉や、筋肉を包んでいる筋膜、周辺の関節組織、さらには内臓までもが硬くなり、ゆるまない状態になってしまいます。

一方、使わない筋肉も、硬くなっていきます。筋肉をずっと使わないでいると、脳と筋肉の連携ネットワークも弱まってしまい、動かそう、力を入れようと思っても脳がその筋肉を意識できず、筋肉を動かせないという状態に陥ってしまいます。その結果、ますます筋力が衰え、筋肉が硬く使えなくなってしまいます。

硬くこわばった筋肉や動かなくなった筋肉では、その部分を通る血管が圧迫され、血流が悪くなります。

血液は、筋肉の活動に必要な酸素と栄養素を送り届ける役目を担っています。血流が悪くなると、筋肉は酸欠と栄養不足に陥り、新陳代謝が低下して新しい筋細胞が生まれづらくなり、筋肉は柔軟性を失い、ますます硬くなっていきます。

昼間の悪い姿勢や動きの積み重ねが硬くゆるまない体を作り出してしまう

大人になると硬くゆるまない体＝「眠れないカラダ」になってしまう原因として、私は次の３つが特に重要だと考えています。

①昼間の悪い姿勢や動きのクセの積み重ね

大人になるにつれ、人それぞれ悪い姿勢や体の動かし方のクセがついてきます。自分では「これが楽」だと思っているけれども、実は体に大きな負担をかけている不良姿勢や、日常生活で繰り返しているささいな動きのクセ、知らず知らずのうちに身につけた間違った体の動かし方などです。悪い姿勢や間違った動作のクセは、本来は機能しなければいけない筋肉が機能していなかったり、一部の筋肉に過剰な負担をかけるため、筋肉の緊張やこわばりを招きます。

悪い姿勢やクセのある動作をとると、無意識のうちに体に余計な力が入り、その力が抜けなくなって、体はゆるまなくなります。体がゆるまなくなると、筋肉が常に緊張し、収縮した状態が持続することになります。

デスクワークなどで同じ姿勢を長時間続けることも、筋肉を硬くこわばらせます。それが悪い姿勢であれば、いっそう体を硬くこわばらせてしまいます。

②ストレスによる自律神経のリズムやバランスの乱れ

自律神経は、循環器（心臓や血管など）、消化器、呼吸器などの活動を調整するために、24時間働き続けている神経です。ストレスがかかると自律神経の働きが乱れ、体は緊張モードになり、筋肉が緊張し、血管が収縮します。この状態が続くと、筋肉がガチガチにこり固まってしまい、心身ともにリラックスできないため、よい眠りを得にくくなります。自律神経の働きについては、次項で詳しく説明します。

③硬くゆるまない体をそのままにしてしまうこと

睡眠は、人間が毎日必ず行っている体のメンテナンス。日中の活動で蓄積した疲労を取り去り、脳と体の整備と修復を行うために不可欠なものです。良質な睡眠を得るには、心身ともにリラックスしていなければいけません。そのためには、寝る前に体の緊張をゆるめて正しい姿勢にリセットすることが必要です。

ところが、ほとんどの人は体を正しくリセットせず、そのまま放置してしまいます。そのため、硬くゆるまない体のまま眠ることになり、うまく眠れなくなるのです。

したがって、緊張が続いて硬くゆるまなくなった体を「眠れるカラダ」に整えていくには、昼間の姿勢や動作に気をつけて、正しい姿勢や動作を身につけることと、寝る前に体をゆるめてリラックスさせることの２つを習慣にすることが重要なのです。その具体的な方法については、次の第３章で詳しく見ていきます。

自律神経のリズムやバランスが乱れてうまく眠れなくなる

活動と休息の生活リズムを生み出す自律神経

大人になるとうまく眠れなくなる理由の1つは、ストレスで自律神経の働きが乱れがちになることです。自律神経とは何か、ここで説明しておきましょう。

神経とは、体の各部にある組織と脳を結ぶネットワークのこと。さまざまな指令や情報がこのネットワークを通じて行き来することによって、体の正常な営みが保たれています。私たち人間の神経は、脳や脊髄にある中枢神経と、全身に張り巡らされている末梢神経の2つに大別され、末梢神経には体性神経と自律神経があります。

末梢神経のうち、体性神経は運動機能などに関わっており、私たちが意識的に手や足を動かすことができることからもわかるとおり、「動かそう」という自分の意思によってコントロールできるのが特徴です。

一方、自律神経は自分の意思とは無関係に働く神経で、心臓の動きや血圧、食べたものの消化、ホルモンの分泌、体温の調整など、生命維持に重要な機能をコントロールしています。自律神経は、主に活動するときに働く交感神経と、主に休むときに働く副交感神経の2系統からなります。車にたとえると交感神経はアクセル、副交感神経はブレーキの役目を果たしており、両者がシーソーのようにバランスをとることで、私たちの体を環境や状況に適応させているのです。

たとえば、日中に仕事を頑張るときは、交感神経の働きが活発になり、副交感神経の働きが低下します。全身に血液を送り出すために心拍数が増えて血圧が上がり、筋肉が緊張し、胃腸の働きは抑制されて、活動的に動き回るのに最適な状態に調整されます。交感神経の働きは昼間をピークに徐々に低下し、夕方から夜にかけては副交感神経が活発になります。その結果、心身がリラックスして眠りにつく状態へと整えられ、消化器官が活発に働いて栄養素が補給され、昼間に消耗したエネルギーを回復させます。

このように、1日の中で交感神経モードと副交感神経モードが自動的に切り替わることによって、活動と休息の生活リズムが生まれているのです。

自律神経の働き

	交感神経の働きが高まると…	副交感神経の働きが高まると…
心臓	脈が速くなり、送り出す血液が増加する	脈が遅くなり、送り出す血液が減少する
血管(動脈)	主に収縮する	主に拡張する
血圧	上昇する	下降する
呼吸	速くなる	遅くなる
筋肉	緊張する	弛緩する
皮膚（立毛筋）	収縮する	収縮をゆるめる
瞳孔	拡大する	縮小する
気管支	拡張する	収縮する
汗腺	分泌が亢進する	不明
唾液腺	ネバネバの唾液を分泌する	サラサラの唾液を分泌する
胃・腸管	蠕動運動を抑制する(便秘)	蠕動運動を亢進する(下痢)
胃液・腸液	不明	分泌が亢進する
大腸下部	緊張する	弛緩する(排泄)
睡眠	眠りにくい	眠りやすい

	気温が低下したとき	気温が上昇したとき
体温調節	交感神経が刺激され、皮膚の立毛筋が収縮(鳥肌が立つ)、血管の収縮、褐色脂肪細胞での代謝の促進(熱を生み出す)、心臓の拍動促進により、体温を上昇させる反応が起きる	交感神経が刺激され、汗腺からの発汗促進、血管の拡張を起こすとともに、副交感神経も刺激され、心臓の拍動を抑制するなど、体温を低下させる反応が起きる

- 中枢神経
  - 脳
    - 終脳
    - 間脳
    - 中脳
    - 橋－小脳
    - 延髄
  - 脊髄

- 末梢神経
  - 体性神経
    - 感覚神経
    - 運動神経
  - 自律神経
    - 交感神経
    - 副交感神経

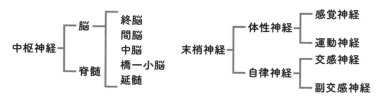

ストレスが続くと交感神経が優位になり、心身が緊張・興奮して眠りの質が悪くなる

交感神経は「闘争あるいは逃走の神経」とも呼ばれ、「敵と戦うか逃げるか」の二者択一を迫られるような、緊迫した場面で活性化します。ストレスにさらされたときや緊張したときも、交感神経の働きが高まります。

たとえば、獲物や外敵を前にしたとき、脳は興奮し、目は敵や獲物の動きをよく見るために瞳孔が拡大してらんらんと輝き、走って追いかけたり逃げたりするために心拍数が増加し、呼吸が速くなります。活動エネルギーを作り出すために、肝臓ではグリコーゲンの分解が盛んに行われて血液中にブドウ糖が放出され、脂肪組織では脂肪の分解・燃焼が活発化します。こうして作り出されたエネルギーは血流にのって筋肉に供給され、力の源になります。

交感神経の興奮がもたらす戦闘・興奮モードは、危機的な状況を乗り越えるた

めに必要な反応といえます。ただし、ここで問題なのは、現代人が直面するストレスや緊張が、太古の人類とは質が違う点です。

古代の人類にとって交感神経が興奮するのは、厳しい寒さや暑さにさらされたときや外敵に遭遇したときなど、肉体的なストレスや一過性の緊張を感じる場面だったはずです。危機が去って安心できる状況になれば、自然に交感神経の興奮が鎮まり、副交感神経が優位な休息・リラックスモードに移行したでしょう。

けれども、私たち現代人が日常的にさらされているのは、仕事のストレスやプレッシャー、人間関係の悩みなど、精神的なストレスや緊張が主体です。交感神経の働きが高まって体が戦闘・興奮モードになっても、意味がない場面が多いのです。

しかも、仕事や人間関係のストレスは、ストレスがかかる状態が続き、終わりがありません。ストレスが慢性化したり、過度のストレスを受けたりすると、自律神経の働きをコントロールしている脳の視床下部の働きに影響を及ぼします。視床下部の働きに支障が生じると、交感神経が興奮した状態が続いたり、休息すべきときに副交感神経がうまく働かなくなるなど、自律神経の働きやバランスも乱れてしまうのです。

私たち人間は、日中に活動して夜に休息するという生体リズムを24時間周期で規則正しく繰り返すことによって、心身の健康が保たれています。精神的なストレスや緊張で交感神経の興奮が続くと、体はオンとオフの切り替えがきかず、リラックスして休むことができない状態になります。

ストレスを受け続けたときに実感しやすい体調変化として、体のだるさや倦怠感、冷えやこり、胃腸の不調などが挙げられます。長時間の労働やデスクワークなどで交感神経が優位な状態が続くと、血管が収縮し、血流が悪くなります。すると、温かい血液が全身に行き届かなくなり、冷えにつながります。同時に、血液中の老廃物がスムーズに排出されなくなるため、筋肉の痛みやこりを招きます。また、交感神経が優位になると胃や腸管の働きが悪くなるので、胃のもたれやむかつき、消化不良、下痢や便秘などを引き起こしやすくなります。

そのほか、交感神経が優位な状態が続くと、頭痛やうつ、動悸、血圧や血糖値の上昇、免疫力の低下など、さまざまな不調を引き起こしたり悪化させたりする場合があります。女性の場合は、ＰＭＳ（月経前症候群）や更年期の不快な症状につながりやすくなります。

睡眠との関係で言えば、交感神経が優位な状態が続くと、夜になっても心身がリラックス状態にうまく切り替わらないため、寝つきが悪くなるうえ、睡眠中も興奮・緊張状態が続いて脳が休まらず、質の悪い浅い眠りになってしまいます。

ただし、よく「リラックスするために副交感神経を優位にしましょう」と言われますが、自律神経は本来、バランスを取りながら働くもの。副交感神経だけが優位になり続けている状態も、望ましくありません。ほどよい緊張や運動といった適度なストレスで交感神経を活発にすることも必要です。健康な心身を保つために避けたいのは、長引く悩みや不安、緊張、イライラ感などの慢性的に繰り返し続く精神的ストレスです。ストレスはゼロにすることはできませんが、自分に合った気分転換やリフレッシュ方法を見つけて実行することが大切でしょう。

疲れを放置するから
疲労が蓄積して
うまく眠れなくなる

疲労は休息が必要なことを知らせる体からのSOS信号

多くの人たちの姿勢や体の動かし方を指導してきて気づいたのが、自分が疲れていることを自覚していない人や、疲労を軽く見て放置している人が非常に多いことです。読者の皆さんも、疲れを感じても「気のせいだ」「まだまだ頑張りが足りない」と否定したり、一晩寝ても疲れが抜けないことが当たり前になったりしていないでしょうか。しかし、疲労をきちんと対処しないと日々の疲労が蓄積していき、しっかり眠れない事態を招いてしまいます。

人間の体には、生命活動に危険が及んだとき、それを察知して知らせる3つのアラーム**「痛み」「発熱」「疲労」**があります。「疲労」は「痛み」や「発熱」と並ぶ、生体の3大アラームの1つなのです。

痛みは、病気やケガなど体に異変が起きていることを示す危険信号。発熱は、ウイルスや細菌などの侵入を知らせる警告です。そして疲労は「休息をとらないと健康が損なわれてしまう」ということを知らせ、オーバーワークで心身が疲弊してしまうことを防ぐためのSOS信号です。

がんや肝炎、うつ病など病気によって引き起こされる疲労もありますが、健康な人における疲労は、医学的には「運動や肉体労働などの身体的な作業負荷やデスクワークなどの精神的な作業負荷が連続したときに見られる、身体的あるいは精神的パフォーマンス（作業効率）の低下現象」と定義されます。具体的には、思考力や注意力の低下、動作が緩慢になる、行動量が低下するなどの変化であり、体がだるい、肩や腰など体がこるといった症状をいいます。

疲労を感知するのは脳で、肉体的・精神的な負荷がかかり過ぎて体がエネルギー不足状態に陥り、修復・回復のために休息が必要だと脳が判断すると不快感や倦怠感をもたらして、ただちに休息や睡眠をとるよう警告を発します。とはいえ、痛みや発熱は自覚しやすく、痛みや発熱が続くと私たちは危機感を覚えてすぐに対処しますが、疲労は個人の感覚によるところが大きく、痛みや発熱のように明確な基準があるわけでもないため、軽視されやすいのが問題です。

疲労は通常、「疲れた、休みたい」という感覚（疲労感）によって自覚されますが、疲労感は感覚なので個人差がありますし、慣れが生じて疲労感に対して鈍くなってしまうこともあります。また、好きなことに熱中しているときや取り組んだ物事が成功したときなど、気持ちが高揚しているときは疲労感を感じにくくなります。そのため、疲労感が生体アラームとして効かなくなり、知らず知らずのうちに疲労がたまっていくことも多いのです。

疲労は一時的なものであれば、ただちに休息や睡眠をとることで回復しますが、疲労が蓄積して慢性化すると、休んでも疲れが残る、睡眠時間を十分とっても疲労が解消しないことになります。これは、疲労がたまると自律神経のバランスが乱れ、本来は睡眠時に活発になるはずの副交感神経の働きが上昇せず、交感神経が優位な状態が続き、睡眠の質が低下するためです。その結果、いくら寝ても疲れが抜けず、ますます疲労が蓄積していくという悪循環に陥ります。

自分の疲労の正体を知り適切な休息をとることが大切

疲労を放置すると筋肉が硬くなり、体の痛みにつながったり、慢性疲労（疲労が6カ月以上続くこと）や慢性疲労症候群（慢性疲労で心身にさまざまな不調が現れること）を招いたりします。疲労感を自覚できずにオーバーワークを重ねていると、過労死につながることもあります。「たかが疲れ」と甘く見ず、きちんと疲労に対処することが大切です。

まずは、自分の疲労の正体を知ること。そして、疲労をためないこと、疲労を的確にコントロールすることが必要です。

疲労は**「肉体的疲労」「精神的疲労」「神経的疲労」**の3種類に大別できます。

肉体的疲労は、筋肉を動かすためのエネルギー不足からくる**「体の疲れ」**です。激しい運動や肉体労働の後に起こると思われがちですが、長時間同じ姿勢でいたり、あまり体を動かさないでいても、一部の筋肉が緊張し続けることになるため、肉体的疲労が生じます。

精神的疲労は、精神的な緊張やプレッシャー、悩み事など精神的なストレスを原因とする**「心の疲れ」**です。神経的疲労は、デスクワークや細かい手作業などで視神経や脳が緊張した状態が続くことによって起こる疲労で、主に**「脳の疲れ」**といえます。実際には、これら3種類の疲労が重なって関係しており、それが「しつこい疲労」へと成長していきます。だからこそ疲労は厄介なのです。

疲労の解消には、休息と睡眠が必要です。休息には「消極的休息」と「積極的休息」の２種類があります。

消極的休息とは、体を横にして休めたり、何もせずに休んだりする、いわゆる「休む」ことを指します。積極的休息は、体を動かすことによって休息を得る方法です。これらは、どちらがいい・悪いということではなく、自分の疲労の状態に応じて消極的・積極的な休息を上手に取り入れることが大切です。

消極的休息は体を動かさずにゆっくり休むことから、肉体的疲労の回復に有効です。しかし、休日に家でゴロゴロしていても疲れが全然とれなかった経験のある人は多いでしょう。そんな場合、積極的休息のほうが効果的なことがよくあります。積極的休息は体を使って能動的に休息をとることから、主に心や精神的な疲労を取り除いてくれます。疲れているときにあえて軽い運動や散歩などで体を動かすことによって全身の血液循環を促し、疲労回復を早める方法なのです。

積極的休息に適しているのは、「頑張らない運動（自分が心地よいと感じる程度の強度の運動）」「筋肉をゆるめる運動」「体をほぐす運動」です。

59ページで述べたとおり、疲労が蓄積すると自律神経のバランスが乱れて、睡眠の質が低下しがちです。良質な睡眠をしっかりとって疲労の回復を促す意味でも、積極的休息で心身の緊張をゆるめてから眠ることが、効果的な疲労解消につながります。その方法が、第1章で紹介した「ゴロ寝リセット」です。

続く第3章では、硬くゆるまない体を「眠れるカラダ」に整えていくために、日中起きているときに注意したいポイントについて具体的に見ていきましょう。

第3章

姿勢の改善と「ゆるめる」習慣が「眠れるカラダ」をつくる

スマホを見るときの不良姿勢が「眠れないカラダ」の原因に

うつむいてスマホを見ていると頭の重さの数倍の負荷が首にかかる

私は仕事柄、街で見かけた人たちの姿勢をつい観察してしまいます。子どもから大人まで、正しい立ち方や座り方ができている人はほとんどおらず、「この人はきっと首や肩のこりがひどいだろうな」「このままだと腰やひざを傷めてしまうな」などと、見ていて心配になるほどです。

最近、私がとりわけ気がかりなのは、スマートフォンに夢中になっている人たちの姿勢です。立ってスマホを操作している人も座っている人も、ほぼ例外なく頭が下を向き、背中が丸まって猫背の姿勢になっています。

人間の頭の重量は、**成人で体重の約10％前後**もあります。体重が50kgの人でいうと、頭の重さは約5kg。ボーリングの玉くらいの重さのある頭を、頸椎（首の骨）と背骨、首や肩、背中の筋肉で支えているわけです。

正しい姿勢のときは、足から骨盤、背骨と、積み木のように体の骨が足元からバランスよく積み上がり、その真上に頭が乗っています。すると、骨格そのものがある程度安定しているため、筋肉は姿勢を維持するために余計な力を使わずに済みます。筋肉が適度に脱力しているので、楽に立っていることができ、あまり疲れません。

ところが、うつむいて頭が前に出ると、頭の重みを体全体で支えなければならず、首のつけ根に大きな負担が集中することになります。

アメリカの整形外科医、ケネス・ハンスラージ医師が一般的な体格の人をモデルに解析したところ、まっすぐ前を向いた姿勢では頸椎にかかる負荷は4〜6kgですが、**首が前方に30度傾くと、首にかかる負荷は18kgと、約3倍に増える**ことがわかりました。首を曲げる角度が60度（もっとうつむいた状態）になると、なんと27kgもの重さが首のつけ根にかかってきます。27kgは、8歳児の平均体重に相当します。うつむいてスマホに熱中していると、その間中ずっと、首の後ろに子どもを乗せているのと同じ程度の負荷がかかっていることになるのです。

こんな姿勢を続けていると当然、首や肩、背中の筋肉が緊張してこり固まってきます。しかし、影響はそれだけではありません。

頸椎は本来、ゆるやかなカーブを描いています。このカーブによって、頸椎は頭の重みをクッションのように分散して受け止めていますが、長い間のうつむき姿勢の習慣によって常に首や肩の筋肉が緊張し、頸椎が引っ張られた状態になり、本来のカーブが失われてしまいます。これが、俗に「スマホ首」や「ストレートネック」と呼ばれる状態です。

スマホ首になると全身の骨格のバランスが大きく崩れ、肩が内側に入り込んだ「巻き肩」になり、背中が丸まって猫背になり、骨盤が後ろに傾きます。すると、背中や腰に負担がかかるうえ、お腹に力が入りにくくなり、お腹がたるんで下腹がぽっこり出てしまう原因にもなります。

さらに問題なのは、そうした不良姿勢のまま固まってしまうこと。スマホ首や猫背がひどい人は、あお向けに寝ると肩が床から浮いてしまったり、枕がないと首がつらかったりして、理想的な寝姿勢がとれません。寝ても体がゆるまず、筋肉が緊張したままなので、しっかり熟睡できず、起きても体の疲れが抜けません。つまり、「眠れないカラダ」になってしまうのです。

「シュワッチのポーズ」でスマホ首を撃退！

自分がスマホ首や猫背かどうかを簡単にチェックする方法は、壁を背にして、壁にかかとをつけて「気をつけ」の姿勢で立ってみることです。

正常な人は後頭部と肩甲骨、お尻、かかとの4点が自然と壁につきますが、スマホ首の人は後頭部が壁から離れてしまいます。猫背がひどい人は、後頭部も肩甲骨も壁につきません。後頭部を壁につけようとすると、意識して首を後ろに倒さないといけない場合は、頭を前に突き出した姿勢がクセになっているので、要注意です。

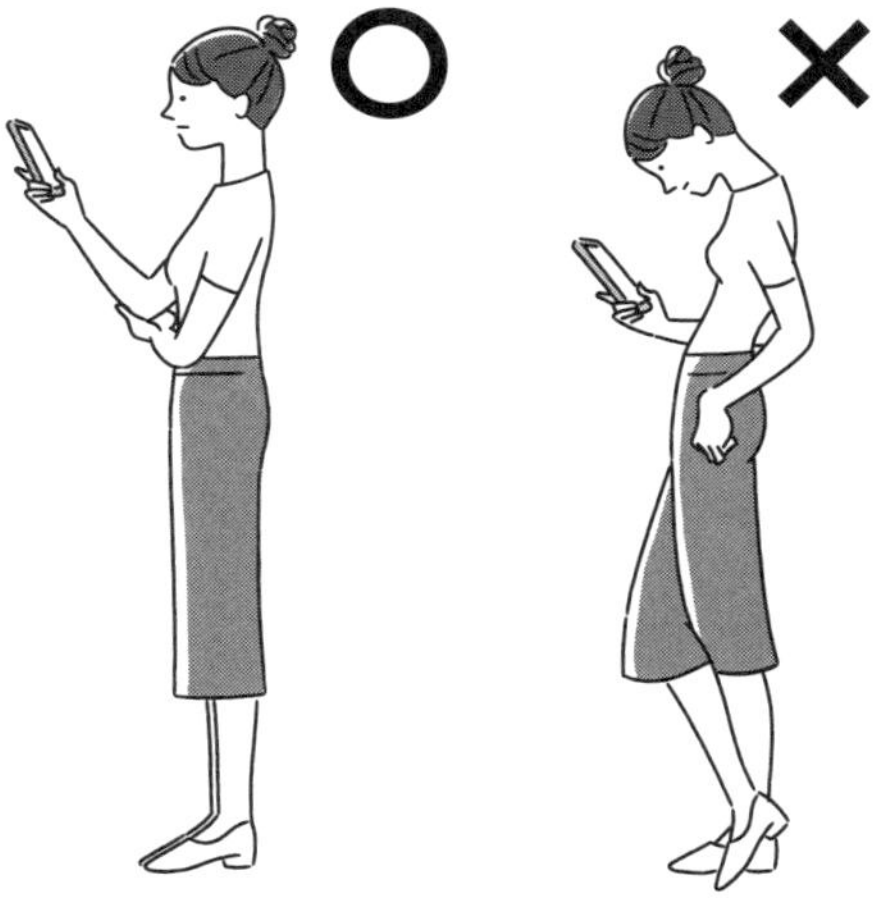

スマホ首を予防・改善するには、うつ向き・猫背にならないことが大事です。そこでお勧めしたいのが、上左のイラストにある「シュワッチのポーズ」。

①スマホを持つ手はわきを締めて、ひじを深く曲げて顔の正面にスマホの画面がくるようにします。スマホは顔から30㎝ほど離し、目線に近い高さに上げます。

②もう一方の手もわきを締めて、スマホを持つ手のひじを軽くつかみます。

こうすると自然に首から背骨がまっすぐに伸びて、うつ向き・猫背になるのを防げるうえ、両腕が体に固定されるので楽に姿勢をキープでき、見た目もスマートです。

座ってスマホを見るときや、電車内で本を読むときなどにも応用できます。つり革につかまっているときは、顔に近い高さまでスマホを上げ、つり革につかまる腕にスマホを持つ手の甲をあてて、スマホを固定するとよいでしょう。このポーズを普段から意識するだけで姿勢が整うので、ぜひ習慣にしてください。

猫背を正すコツは、肩甲骨を寄せること

ここで、正しい立ち方と姿勢を整えるコツについてアドバイスをしておきましょう。第1章の33ページで正しい立ち姿勢を紹介しましたが、形だけ真似しようとしても、なかなかうまくいきません。姿勢を整えるには、体のどこに、どんな意識を向けるかが大切だからです。

正しい立ち方の基本は、まず、両足を腰幅くらいに開き、体重を両足に均等にかけます。次に、下腹部に軽く力を入れ、お尻に力を入れます。これで下半身が安定し、自然とひざが伸び、骨盤もまっすぐ立ちます。

背骨から首、頭は、骨盤の真上に一直線に並んでいるのが、正しい姿勢です。頭のてっぺんから糸で吊り下げられているようなイメージで、背すじを伸ばします。顔はうつむかずにまっすぐ正面を見て、軽くあごを引きます。

猫背の人は「姿勢をよくしよう！」と意気込むあまり、胸を張り過ぎてしまいがちです。胸を張り過ぎると肩に余計な力が入るうえ、体の重心が後ろに傾きます。すると、体を支えるために背中の筋肉が緊張し、骨盤が前傾して反り腰になり、腰に負担をかけてしまいます。

猫背を正すには、無理に胸を張ろうとするのではなく、背中に意識を向けて、左右の肩甲骨を真ん中に寄せるようにするのがコツです。肩甲骨を寄せると自然と肩が後ろに引き、胸が開きます。肩は力まず、腕はダランと下に下ろします。下ろした手が腰の真横に来ていれば、肩がちょうどよく引けています。

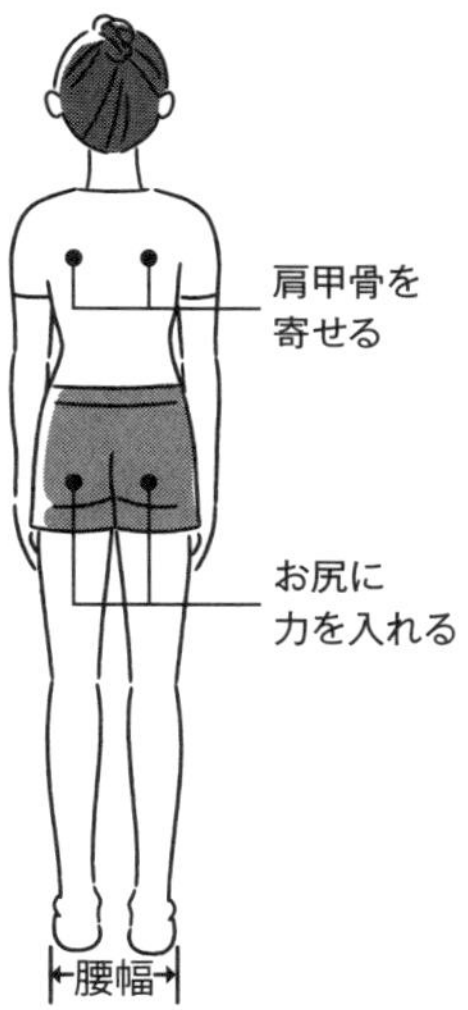

お尻に力を入れて立つと立ち仕事の腰痛も軽減する

長時間立っていられない、立ちっぱなしだと腰が痛くなる、階段の上り下りがキツいという人は、お尻の筋肉が弱っている可能性があります。

最近の若者、特に女性に、お尻がペタンコな人が増えています。体の筋肉量は加齢とともに減少し、高齢者はお尻の筋肉が落ちてしまいますが、若い人も運動不足や過度なダイエットなどの影響で、お尻の筋肉が明らかに足りないのです。

お尻の筋肉は、お尻全体をおおっている大臀筋、骨盤の側面の上部にある中臀筋、中臀筋の深層にある小臀筋の3つからなり、脚を前後左右に動かす動作に関わるほか、骨盤と大腿骨をつなぎ、股関節を周囲から支えています。全体重の約70％を占める上半身の重みを受け止めて姿勢を保持し、立つ、歩く、走る、しゃがむ、立ち上がるなどの日常動作をスムーズに行うには、お尻の筋力が不可欠です。お尻の筋肉が弱いと、本来はお尻で受け止めるべき力を腰やひざで受けることになるため、腰痛やひざ痛の原因にもなります。

お尻の筋肉が弱い人は、筋肉を鍛えて強化することが必要ですが、まずはお尻の筋肉を意識して使えるようにならなくてはいけません。そのためには、立つときにお尻に力を入れて、お尻に意識を向けることが有効です。

私は以前、理学療法士としてクリニックに勤務していたとき、「長時間のフライト勤務になると腰痛が出る」というCA（客室乗務員）の患者さんを指導しました。レントゲン検査では異常がなく、体をチェックするとお尻がテロンとたるんでいて、お尻の筋肉をうまく使えていないことが腰痛の原因と考えられました。そこで、お尻の筋肉を鍛える方法を教えるとともに、「フライト中は意識してお尻を動かすように」とアドバイスしました。すると「お尻に力を入れて立つだけで腰の痛みが半減しました！」と報告をいただいたのです。お尻の筋肉が弱くなっている人は、お尻にと力を入れて立つことを心がけてみてください。

デスクワークの悪い姿勢のクセが「眠れないカラダ」をつくり出す

座り過ぎは病気や死亡リスクを増大させる

日本人は世界的に見ても圧倒的に、座って過ごす時間が長いそうです。オーストラリアのシドニー大学の研究者たちが行った「世界20カ国における平日の総座位時間」という調査によると、日本人の成人の座位時間は平均で1日合計7時間（420分）。これは20カ国全体の平均（300分）を2時間も上回っています。

睡眠時間に匹敵するほどの長時間、座って過ごしているのです。デスクワークに加え、通勤・通学や食事の時間、自宅で座ってくつろぐ時間などを合計すると、1日10時間以上は座っているという人も少なくないでしょう。

近年、座り過ぎが健康にさまざまな悪影響を及ぼすことが明らかになってきました。「座り過ぎは肥満や糖尿病、高血圧、心筋梗塞、脳梗塞、がんなどの発症リスクを高める」との報告や、「1日11時間以上座っている人では、4時間未満の人に比べて**死亡リスクが40％高まる**」という報告もあります。

座っている間は、脚の筋肉がほとんど動きません。「第2の心臓」と呼ばれ、下半身に下りた血液を心臓に押し戻すポンプの役割を担っているふくらはぎなど脚の筋肉の活動が、ほぼ停止していることになります。すると、全身の血流が悪くなり、血流が停滞すると血液がドロドロになります。

加えて、座りっぱなしで太ももなど脚の大きな筋肉が動かないと、血液中の糖や中性脂肪を筋肉細胞内に取り込んでエネルギーとして消費する代謝活動も低下して、血液中に糖や中性脂肪があふれてしまいます。その結果、肥満や糖尿病、心筋梗塞などのリスクが高まるのです。

もともと人間の体は、動くように作られています。起きている間は体を動かして活動するのが、人間の本来あるべき姿。座ったまま長時間じっと動かずに過ごすことは、それだけで体にとってよくないのです。

そのうえ、座る姿勢が悪いと、体の筋肉は余計な緊張を抱えたまま硬くこわばっていき、ますます「眠れないカラダ」になってしまいます。

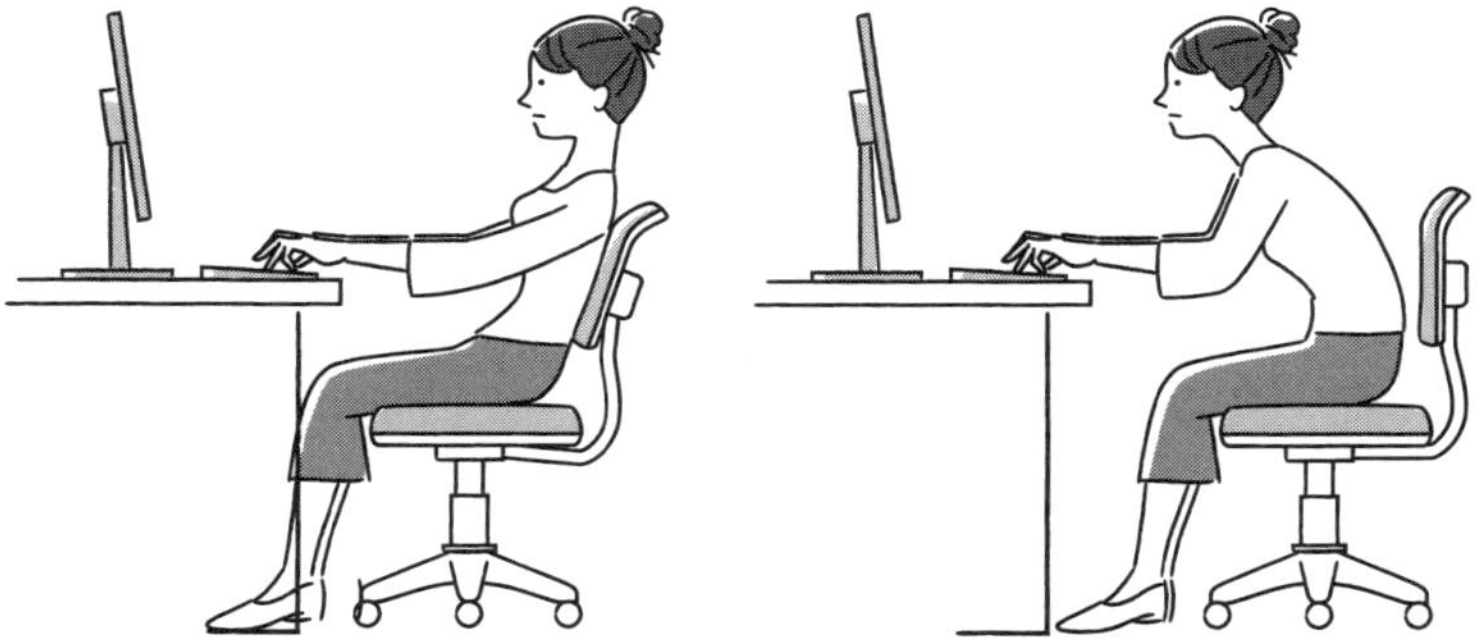

どちらの姿勢も首、肩、背中、腰に負担がかかるため、
ますます「眠れないカラダ」に！

上のイラストは、パソコンを使うデスクワーク時の典型的な不良姿勢です。

作業に集中していると、右のイラストのように体が前のめりになりがちですが、こうした猫背で前のめりの姿勢は首や肩、背中の筋肉や腰に大きな負担をかけます。前項で説明したとおり、頭を前に突き出すと、頭の重みを支えるために首の後ろや肩の筋肉が緊張し、ストレートネックの原因にもなります。

一方、左のイラストのように背もたれに寄りかかる姿勢も、体によくありません。一見、楽な姿勢のように思えますが、背骨や頸椎の自然なカーブが崩れ、骨盤が後ろに傾くため、腰に負担をかけます。パソコン画面を凝視するうちに自然と、後ろに傾いた背骨に対して肩から上が前に突き出した姿勢になるので、猫背で前のめりの姿勢と同様、首や肩、背中の筋肉が緊張します。

正しい座り方の基本は「坐骨を立てて座る」こと

座るときの上半身の正しい姿勢は、立つときと同じ。横から見たときに、耳たぶ、肩の先端、腰を結ぶラインが一直線になる姿勢です。

正しい姿勢で座るコツは、**「坐骨を立てる」**こと。坐骨は名前のとおり、座るときの土台となる骨。骨盤の下部にあり、座ったときお尻の下に手を入れると、手に感触があたる骨です。座るときは椅子の座面に深く腰かけて、左右の坐骨に均等に体重をかけ、坐骨を座面に垂直に立てて座ります。

こうすると、背骨も自然にスッと伸びます。さらに、お腹にキュッと力を入れると、理想的です。背中とお腹の筋肉によって上半身が安定し、正しい座り姿勢をキープしやすくなります。

坐骨を立てた座り方は一見キツそうですが、実際は体に余計な力が入らず、疲れにくい姿勢です。骨盤が本来の正しい位置に収まるため、腰にかかる負担も少なくて済みます。正座や、乗馬の基本姿勢も、坐骨を立てた座り方。上半身の力がほどよく抜け、バランスの取れた姿勢なのです。

椅子に座ったときのひざを曲げる角度、上半身と太ももの角度は、いずれも90度が理想です。椅子の高さは、足が床につく高さがベスト。足の裏は床につけて座ります。こうすると両足と坐骨の3点で体重を支えるかたちになり、より姿勢が安定します。

座ってパソコン作業を行うときは、前かがみや猫背にならないよう、パソコン画面の高さやキーボートの位置などにも配慮が必要です。

パソコン画面と目の距離は40㎝以上離し、パソコン画面の上端が目の高さと水平か、水平視線より少し下くらいの高さになるように調整します。机の上に直接パソコンモニターを置くと低すぎる場合は、台の上に置くなど工夫しましょう。

腕を伸ばしながらキーボード操作を行うと、腕の筋肉が緊張するので、腕を90度～100度くらい曲げた状態でキーボードを打てるように、ひじかけの高さやキーボードの位置を調整します。手首や腕が机から浮いていると腕や肩に余計な力が入り、手首が痛くなったりするので、必要に応じてリストレスト（手首置き）やひじ置き台などを利用しましょう。

左ページのイラストに、パソコンのデスクワーク姿勢のポイントをまとめました。職場によっては制約があるかもしれませんが、できるだけ理想の姿勢に近い状態で仕事ができるよう、工夫してみてください。

ちなみに、ハンドタオルを端から筒状に巻いた「タオルロール」を椅子の座面の坐骨があたる位置に置いて座ると、自然と坐骨がまっすぐになり、坐骨を立てて座る感覚がつかめます。机の手元にタオルロールを置くと、リストレストの代用にもなるので、試してみてください。

正しいパソコンのデスクワーク姿勢

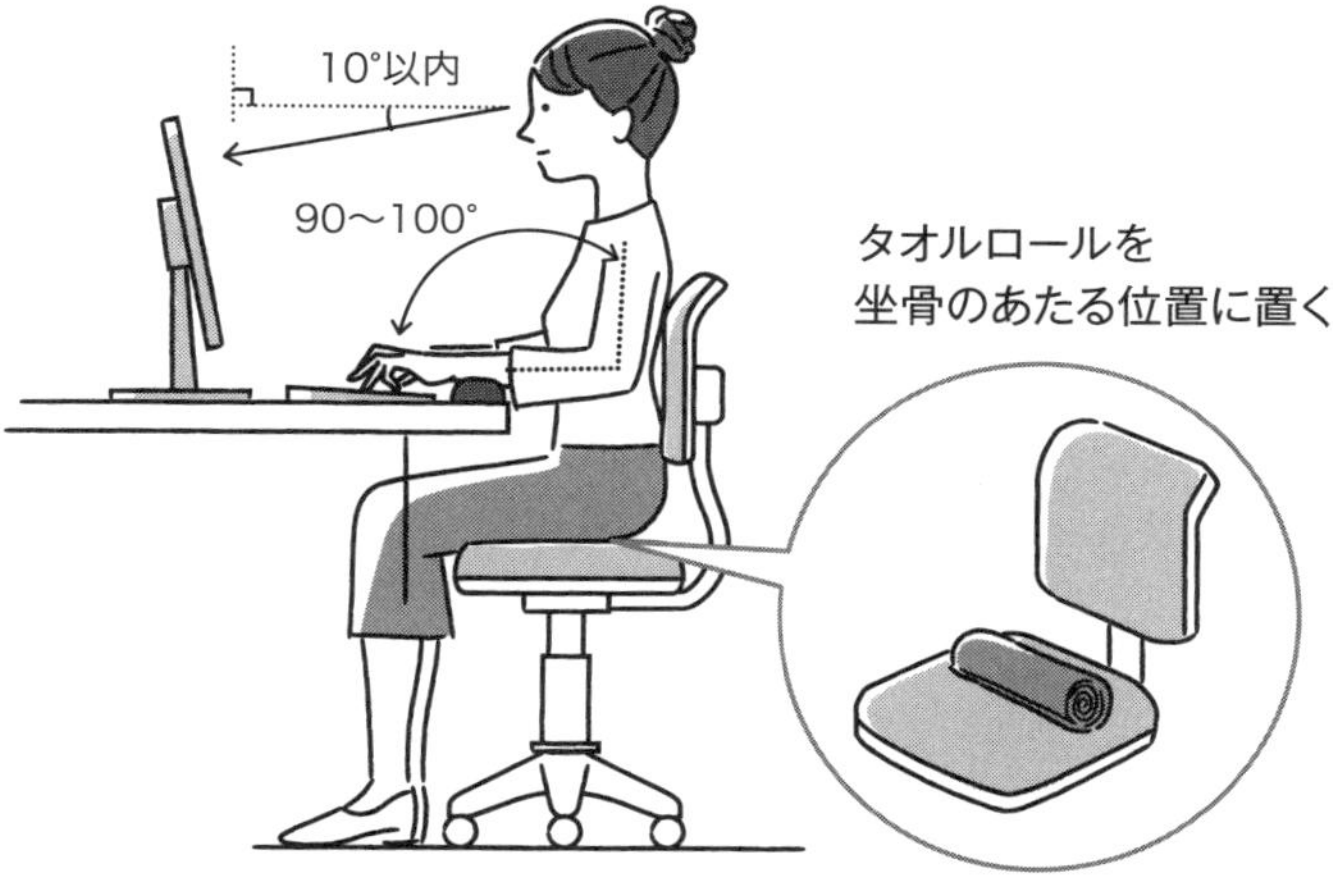

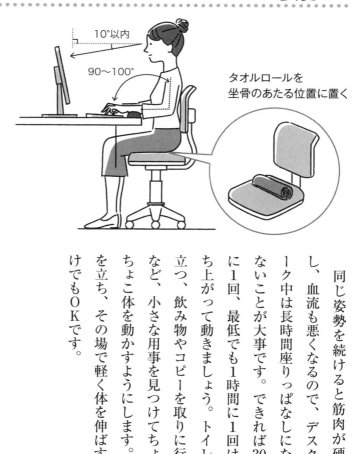

同じ姿勢を続けると筋肉が硬直し、血流も悪くなるので、デスクワーク中は長時間座りっぱなしにならないことが大事です。できれば30分に1回、最低でも1時間に1回は立ち上がって動きましょう。トイレに立つ、飲み物やコピーを取りに行くなど、小さな用事を見つけてちょこちょこ体を動かすようにします。席を立ち、その場で軽く体を伸ばすだけでもＯＫです。

深くゆったりした
呼吸ができないと
体はますます緊張して
硬くなる

赤ちゃんのときに覚えた呼吸が、大人になるとできなくなる

心身が緊張しているときや、イライラや不安を感じているとき、私たちは無意識のうちに呼吸が浅くなり、自律神経は**緊張状態を司る交感神経が活性化**します。

姿勢が悪い人や、硬くゆるまない体の人は、ほぼ例外なく呼吸が浅くなっています。胸だけで呼吸をしていて、セミナーなどで「お腹から深く息を吸い、ゆっくりと吐く腹式呼吸をやってみてください」と言っても、できません。

赤ちゃんはみんな、腹式呼吸をしています。寝ているとき、赤ちゃんのお腹がゆるやかに上下動しているのが、その証拠です。腹式呼吸でお腹から声を出せるからこそ、小さな体に見合わず大声で泣くことができるのです。

赤ちゃんにとって腹式呼吸は全身運動で、発育過程における重要なトレーニン

グでもあります。腹式呼吸でしっかりお腹と体幹の筋肉が使えるようになると、赤ちゃんは手足を大きく動かし、頭を持ち上げられるようになります。やがて全身の筋肉の発達とともに、全身を動かして寝返りを打てるようになり、ハイハイ、おすわり、つかまり立ちへと進んでいきます。

7～8歳になると胸周りの呼吸筋が発達し、胸式呼吸もできるようになりますが、大人になっても本来、寝ているときは自然と腹式呼吸に切り替わります。ところが、硬くゆるまない体の人は、赤ちゃんのときに覚えた腹式呼吸を忘れてしまっているのです。

深い呼吸で横隔膜を動かすと、副交感神経が刺激されてリラックスする

肺は自らの力で伸び縮みができず、呼吸には20以上もの筋肉が関わっています。

胸式呼吸では、息を吸うと胸郭《きょうかく》（ろっ骨など肺や心臓を包んでいる胸部の骨格）

周りの筋肉が伸びて胸が広がり、空気が入って肺がふくらみます。

一方、腹式呼吸では、胸郭の内側と腹腔《ふくくう》（腹部の内臓が収まっている空間）を隔てる筋肉である横隔膜が大きく上下します。息を吸うと横隔膜が下がり、胸郭内の空間が大きく広がって、肺の下部まで空気がたっぷり入ってきます。横隔膜が下がってお腹に圧力（腹圧）がかかると、腹部の内臓が刺激され、活発に動くようになります。背骨にそって走る大動脈や、お腹の奥にある体内最大のリンパ節である乳糜槽《にゅうびそう》にも圧力がかかり、血液や体液の流れもよくなります。

それだけではありません。横隔膜には自律神経が密集しており、**横隔膜を動かすと、リラックス状態を司る副交感神経が活性化して、全身の筋肉がゆるむ**のです。お産のときに腹式呼吸を指導されるのも、陣痛をやわらげ、産道をゆるめて赤ちゃんが出てきやすくするためです。

ところが、硬くゆるまない体の人は、腹式呼吸はもちろん、胸式呼吸で深呼吸することもうまくできません。ろっ骨を動かす肋間筋などの呼吸筋が硬くなっていて、胸が開かないのです。深呼吸をしようとすると肩が上がってしまう人は、呼吸筋がきちんと使えていません。

呼吸エクササイズで、睡眠導入剤に頼らず眠れるようになる

とはいえ、呼吸は繰り返し練習すれば、マスターしてできるようになります。

私は以前、病院に勤務していたとき、こんなケースを経験しました。ある入院患者さんは88歳と高齢で、加齢に伴う筋肉の減少に加え、体をほとんど動かさない入院生活の影響もあって、体幹の力が衰えていました。そこで私は、ベッドの上でもできる体幹エクササイズの方法として、腹式呼吸を指導しました。

すると、さっそく病室で毎日、呼吸トレーニングを実行され、退院後も自宅で続けられたそうです。退院後の再診でお会いしたとき、「おかげで薬を飲まなくても毎晩ぐっすり眠れるようになりました」と、嬉しい報告をいただいたのです。

睡眠の改善を目的に呼吸法を指導したわけではありませんが、しっかりと深い

呼吸ができるようになると、その副産物として睡眠も改善することを示す好例と言えるでしょう。

自律神経は自分の意思ではコントロールできない神経ですが、唯一、呼吸を通して自律神経にアプローチできます。浅く速い呼吸を行うと交感神経が活性化し、反対に、横隔膜を大きく上下させるような深くゆっくりした呼吸を行うと、副交感神経が活性化し、心身ともにリラックス状態に導くことができるのです。そうした意味でも、腹式呼吸をマスターすることは大いに意義があると思います。

私が考案したボディメソッドは、体を「ゆるめる」「整える」「維持する」という3ステップで構成されていますが、呼吸エクササイズは「体を整える」プログラムの重要な要素になっています。

ここで簡単に、腹式呼吸のやり方を紹介しておきます。

①へそを挟んで、その上下に手を置きます。息を吸いながら、へその下の方に置

いた手が下腹部の動きにつられてせり上がってくるように、お腹の奥の方の力を使ってお腹を膨らませていきます。お腹の中に風船があるとイメージし、吸い込んだ息でお腹の風船が大きく膨らんでいく様子を想像しながら息を吸います。

②息を吐くときは、へそ下のお腹をペタンコにへこませていきます。吐く息とともにお腹の風船の空気が抜けていき、最後は空気が全部出ていってお腹の風船が平らにしぼんでいく様子をイメージしながら息を吐いていきます。息は細く長く一定に吐き出し、息を吸う時間の2倍の時間をかけて息を吐くのが理想です。息を完全に吐き切ったら①に戻り、再びお腹を膨らませながら息を吸います。

最初のうちは、あお向けに寝た姿勢で、お腹の動きを意識するために、へそをはさんで下腹と胸の下に手をあてて練習するとよいでしょう。息を吐くとき、下腹部にあてた手でお腹を軽く押さえてお腹をへこませ、息を吸うときは、胸の下にあてた手がなるべく動かないようにします。

回数は、最初は1回でも十分です。お腹の動きと感覚を体に覚え込ませるつもりで、丁寧に行ってください。少しずつ出来るようになったら回数を増やしていき、10回くらい続けて行えるようになるのを目標にしましょう。

これが上手にできるようになると、簡単に腹式呼吸ができ、心身の緊張がほぐれて気持ちが落ち着き、リラックス効果を得ることができます。イライラしたり緊張したときの対処法や、就寝前のリラックス法としても最適なので、ぜひ試してみてください。

なぜ「ゴロ寝リセット」で効果的に体がゆるむのか

重力から解放され、脱力することで体がゆるんでいく

昼間の悪い姿勢や動作の積み重ねで硬くこわばった筋肉の緊張をゆるめて本来の体に戻す方法が、第1章で紹介した「ゴロ寝リセット」です。なぜ「ゴロ寝リセット」が効果的に体をゆるめて姿勢を整えるのか、理由を説明しましょう。

筋肉や関節をゆるめるには、**「重力から解放されること」**と**「力を抜いて脱力すること」**が必要です。

地球上のすべての物体には、地面に向けて引っ張られる力である重力が働いています。この重力に抗《あらが》って人間の体を直立させ、姿勢を保つ役目を果たしているのが、「抗重力筋」と呼ばれる筋肉群です。

抗重力筋は、頭を支える首すじの筋肉や、背骨を安定させる腹筋群と背筋群、

お尻、太もも、ふくらはぎなどの大きな筋肉で、体の前面と背面にありますが、特に重要なのが背面の筋肉です。

人間の体はもともと、前側に重みが偏っています。重い内臓やろっ骨は体の前面にあり、体の主柱である背骨は後ろ側にあるので、ただ立っているだけでも前に倒れそうな力関係にあります。体の背面にある抗重力筋は、馬の手綱を引くように、後ろから体を引っ張って倒れないように働いていることから、「主要姿勢筋」と呼ばれています。

抗重力筋をゆるめるには、まず、重力に逆らわなくてもいい姿勢をとる必要があります。それが、床にあお向けになるゴロ寝姿勢なのです。

また、私たちが日常生活で行う動作は、体の前で腕を使ったり、前かがみで行う動作が大半です。前後のバランスで見ると、胸周りを中心とした体の前面の筋肉が縮こまり、背中側の筋肉が引き伸ばされた格好になっています。そのため、背中側の筋肉には多くの負荷がかかり、いつも緊張してこり固まっています。

これをリセットする方法が、毛布を筒状に巻いたブランケットロールです。ブランケットロールの上にあお向けに寝ると、胸が開いて体の前面の筋肉の緊張がゆるむと同時に、両腕と胴体の重みで、背骨や肩甲骨周りなど背面の筋肉の緊張もゆるんでいきます。

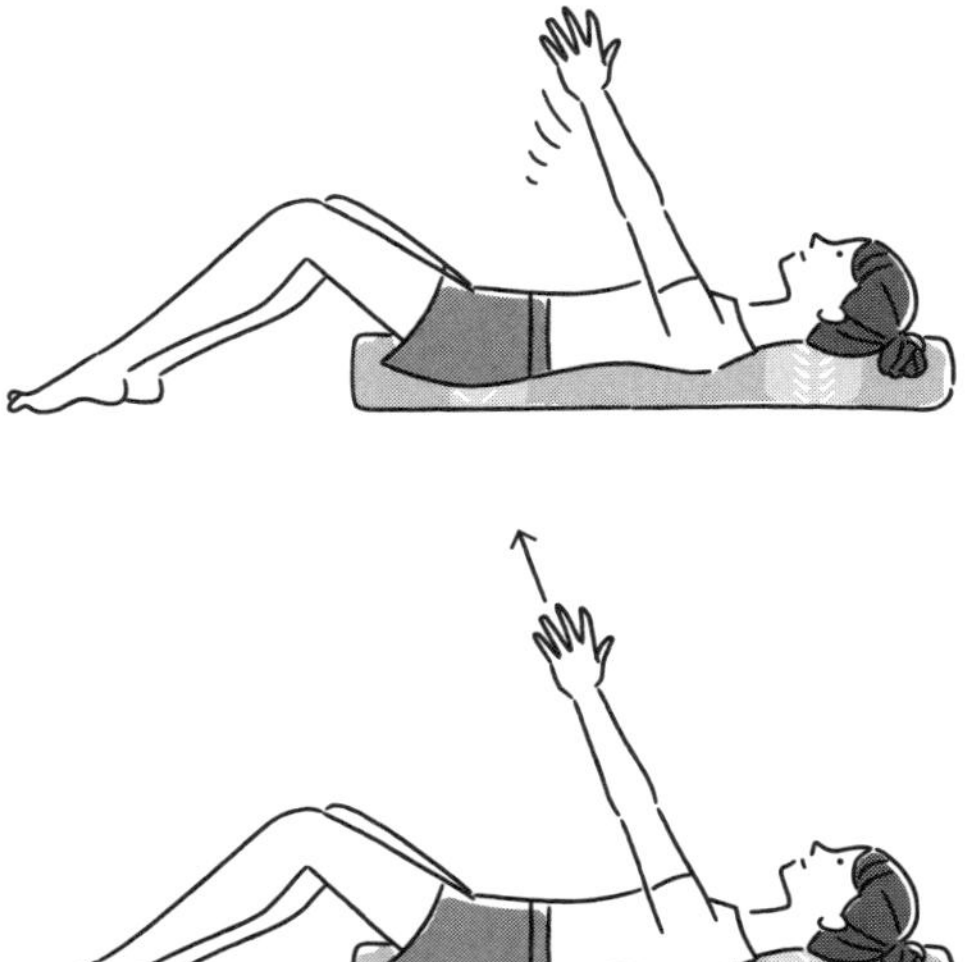

ブランケットロールの上にあお向けに寝て、両腕を上下動する「ゴロ寝前ならえ」(26～27ページ)は、肩甲骨周りなどの背面の筋肉をゆるめるのに特に効果的。

ブランケットロールの上に寝ていると、自然と体の力が抜けて、だらんと脱力します。体をゆるめるには、この脱力がポイント。筋肉には、力を入れて無理やり伸ばそうとしたり、反動をつけて勢いよく伸ばそうとすると、反射的に縮んでしまう性質があるからです。「ゴロ寝リセット」で気持ちよく脱力しているうちに、硬く縮んだ筋肉も伸びて、本来の状態に整えられます。

心も体もリラックスし、心地よい眠りにつける

「ゴロ寝リセット」を行うと、背骨が本来の位置に整えられるとともに、胸が開くので**自然と呼吸が深くなります。**これが、リラックス効果をもたらします。

自律神経は脳から背骨を通って全身に張り巡らされているため、背中の筋肉がこり固まっていたり、背骨の並びが崩れていたりすると、神経も圧迫され、うまく機能できません。背骨周りの筋肉の緊張がゆるみ、背骨が正しい位置に整うと、

自律神経の働きもよくなります。

また、前項で説明したとおり、呼吸が深くなると副交感神経の働きが優位になり、心身ともにゆったりとリラックスしていきます。こうして「ゴロ寝リセット」は、疲れやストレス、昼間の悪い姿勢や動作の積み重ねで緊張し、こり固まった体と心をリラックスさせ、心地よくほぐしていくのです。

「ゴロ寝リセット」で全身の筋肉の緊張がゆるむと、理想的な姿勢に整い、理想的な寝姿勢もとれるようになります。あお向けになると肩や太ももが床から浮いてしまったり、腰が反って苦しかった人も、体が床について楽に寝られるようになります。その意味で「ゴロ寝リセット」は、寝るために体と心を整える準備運動とも言えます。だから、ぐっすり眠れて、起きたときスッキリ疲れがとれているのです。

疑問や不安を一挙解消。
効果アップのコツがわかる!

「ゴロ寝リセット」Q&A

Q1 「ゴロ寝リセット」を始めてどれくらいで効果が現れますか？

A 「ゴロ寝リセット」の基本ポーズ（22～23ページ）をやっている最中に寝落ちしてしまう人も、少なくありません。早い人だと、**初めて試したその日**のうちに、朝までぐっすり熟睡できる効果を体感できる方もいます。

悪い姿勢のクセがついている人や、体のこりや緊張が強い人は、安眠効果を実感できるまでしばらく時間がかかることもあります。それでも、「ゴロ寝リセット」を**1～2週間**も続ければ、体が軽く感じられるようになり、翌朝の目覚めがスッキリするなど、何らかの変化が現れるはずです。まずは2週間を目標に、あせらず気長に毎日、寝る前に「ゴロ寝リセット」を続けてみてください。

また、体の余計な緊張をゆるめて姿勢をリセットする効果は、「ゴロ寝リセット」を行ったその場で現れます。

32～34ページでセルフチェックの方法を紹介しましたが、いちばん簡単なチェック方法は、床の上で基本ポーズを5分～10分程度行い、終わったらブランケットロールを外して、そのまま床の上に寝てみること。いままでに床についていなかった背中の部分が床につく感覚が得られます。中には「床が柔らかくなった！」と、驚きの声をあげる人も。これは、全身の筋肉がゆるんでカラダが本来の状態になった証拠です。

Q2 1日のうち、いつ行うのが効果的？

A 安眠効果を得るためには、やはり**寝る前**に「ゴロ寝リセット」を行うのが、ベストです。夜、入浴後のリラックスタイムや布団に入る前に、ベッドや布団の上で行うと、実行しやすいでしょう。基本ポーズは、毛布を筒状に丸めて「ブランケットロール」をつくり、その上にしばらくゴロリとあお向けに寝転がるだけなので、時間も手間もかかりません。

朝、布団から出る前に「ゴロ寝リセット」を実行するのも、いい方法です。基本ポーズのほか、応用編の動作をいくつか行うと体のウォーミングアップになり、気持ちよく起きられます。

日中も、座りっぱなしや立ちっぱなしで長時間同じ姿勢で過ごしたあとに「ゴロ寝リセット」を行うと、体の緊張がゆるんで正しい姿勢にリセットされます。ゴロ寝できるスペースがないとなかなか難しいですが、仕事や家事の休憩時間に「ゴロ寝リセット」を行うのも効果的です。

Q3 回数や時間は、どれくらい行えばいい？

A 基本ポーズも応用編の動作も、すべて時間や回数は適当でOKですが、あまり長時間続けて行うと刺激が強いので、**時間は1回につき最長で15分を目安**にしてください。「ゴロ寝リセット」は回数が多いほど効果が上がるものではなく、1日1回でも、毎日継続することが大事。多くても、夜寝る前と朝起きたとき、日中に姿勢をリセットしたいときの**1日3回くらいが適当**だと思います。その日の気分や体調に応じて、自分の「心地よい」という感覚を目安に、時間や回数を調整しましょう。

いちばん大切なのは、力を入れたり頑張ったりしないことです。「ゴロ寝リセット」はすべて、力はいりません。体の力を抜いて、体が気持ちよく伸びている感覚を味わっているうちに、自然と筋肉がゆるんで姿勢がリセットされます。

Q4 「ゴロ寝リセット」をやってはいけない人はどんな人？

A 「ゴロ寝リセット」は、体に負担をかけずに無理なく全身の筋肉の緊張をゆるめる方法です、誰でも簡単にできるので、体力に自信がない人や運動が苦手な人にも最適です。

ただし、**頭部や首、背骨、腰などをケガして治療中の人**や、**脊椎の手術を受け**

た人、妊娠中の人、内科的な疾患がある場合は、患部などに過剰な負荷をかけてしまう恐れもあるため、事前に医師の指示を仰いでください。体に痛みや腫れがある場合や、少しでも腰や背中、肩などに痛みがある場合も、自己判断で行わず、主治医に相談してから実践してください。

Q5 応用編の動作がたくさんあって、どれをやればいいか迷います。

A 本書では基本ポーズのほか、応用編として5種類の動作を紹介していますが、難しく考えなくても大丈夫。**基本ポーズ以外の動作は、やってもやらなくても構いません。**寝る前に基本ポーズを行うだけでも十分、安眠効果を得られます。

体の状態は人によって違いますし、その日によっても違います。応用編の動作は、その日の気分や体のコンディションに応じて、やってみて気持ちがいい動作があれば、それを心地よく感じる回数だけ、行えばいいのです。

たとえば、猫背の人や、長時間のデスクワークを終えた日は、胸を大きく開く「ゴロ寝うで開き」（24～25ページ）や、肩甲骨周りの筋肉をゆるめる「ゴロ寝前ならえ」（26～27ページ）の動作が心地よく感じられると思います。

また、「カエルのポーズ」（28～29ページ）や、「足でバイバイ動作」（30ページ）は、股関節や腰周りの筋肉を全体的にゆるめる効果があります。股関節は胴体と下肢をつなぐ人体最大の関節で、立つ、歩く、座るなど、日常のさまざまな動作で負荷がかかる部位です。股関節や腰周りの筋肉をゆるめることで、股関節の動きがよくなるうえ、下肢の血流がよくなり、冷えやむくみの改善にも役立ちます。デスクワークや立ち仕事に就いている人、O脚やX脚ぎみの人、ひざに痛みが出やすい人などに、特にお勧めです。

まずは基本ポーズをやって、「もう少し体を動かしたいな」「ちょっと物足りないな」と思うときは、続けて応用編の動作をいくつか行うとよいでしょう。

日替わりで実行するメニューを変えてみるのも、いいアイデアです。1日目は基本ポーズとセットで「ゴロ寝うで開き」と「ゴロ寝前ならえ」を行い、最後に

「ゴロ寝でゴロゴロ」をやる。次の日は、「ゴロ寝うで開き」と「ゴロ寝前ならえ」の代わりに「カエルのポーズ」と「足でバイバイ動作」を行う、といった具合です。自分の好きなやり方で、楽しみながら続けてみてください。

Q6 ぐっすり眠れるようになったら、「ゴロ寝リセット」をやめてもいい？

A ぐっすり眠れるようになったあとも、ぜひ「ゴロ寝リセット」を続けてください。

「ゴロ寝リセット」には安眠効果以外に、日中の悪い姿勢のクセや偏った体の使い方によって生じた筋肉の緊張をゆるめて、全身の筋肉や姿勢を望ましい状態に整える効果があります。体の緊張や疲労は日々、蓄積していきます。1日1回、「ゴロ寝リセット」で姿勢をリセットすることで体のコンディションが整い、睡眠中の疲労回復効果も高まります。気持ちよく体がゆるむとともに精神的な緊張もほぐれていくので、ストレス解消やリフレッシュのためにも、寝る前に「ゴロ寝リセット」を継続して実行していただきたいと思います。

理想は歯磨きのように、「ゴロ寝リセット」を毎日の習慣にすること。就寝前や食事のあとに歯磨きをしないと、なんとなく気持ちがスッキリしませんよね。それと同様に、夜寝る前に「ゴロ寝リセット」をするのが当たり前という感じで、毎日の健康習慣として、ずっと続けていただきたいと思います。

第4章

生活習慣を改善して「眠れるカラダ」に整える

朝、目が覚めたら空を見て朝日を浴びる

朝日を浴びることで体内時計の「時刻合わせ」が行われる

この章では、質のよい睡眠を取るために私が日々の生活の中で実践していることを紹介します。それぞれの習慣には、生理学的にきちんと意味があります。その意味についても解説していきますので、自分の生活と照らし合わせて、「これいいな」「自分にもできそうだな」と思ったことを取り入れてみるなど、生活習慣改善のヒントにしてください。

私が毎朝必ず、目を覚まして最初に行うのは、空を見上げることです。朝日を浴びることは、体を睡眠モードから活動モードに切り替え、体内時計をリセットするために、とても重要です。

地球上に暮らすほぼすべての生物は、地球の自転周期に合わせて、1日を単位とする「サーカディアン・リズム」(概日リズム)と呼ばれる生体リズムを持っています。これをコントロールしているのが、体内時計です。

人間の場合、脳の視床下部にある「視交叉上核《しこうさじょうかく》」という小さな神経核に、体内時計の中枢があります。体内時計が睡眠・覚醒、ホルモン分泌、血圧・体温調整などの生理活動を制御することによって、「夜間は休息して日中に行動する」というサーカディアン・リズムを作り出しています。

しかし、体内時計はぴったり24時間ではなく、24時間よりも長い人もいれば短い人もいて、それぞれ個人差があります。そこで、1日の長さである24時間にあわせて、体内時計の微調整を行う必要があります。

体内時計の時刻合わせに重要な役目を果たしているのが、朝の光です。人体のメインの体内時計である視交叉上核は視神経とつながっており、朝日を浴びると、その光の刺激が体内時計に伝わり、睡眠ホルモンと呼ばれるメラトニンというホルモンの分泌が減少します。メラトニンの分泌がストップすると、目が覚めて、体が活動モードに切り替わるわけです。そして、朝に体内時計がリセットされてから14〜16時間ほどたって周囲が暗くなると、再び脳内でメラトニンの分泌が始まり、眠気を覚えます。

体内時計をリセットするには、室内の光では不十分です。メラトニンの分泌を抑えるには2500ルクス以上の明るい光が必要とされていますが、一般的な室内の照明は100〜1000ルクス程度しかありません。

これに対し、屋外は晴天時だと約10万ルクス、雨天や曇りでも約1万〜3万ルクスの明るさがあり、室内でも窓際1メートル以内なら2500ルクス以上の光を浴びることができます。

理想的なのは、やはり外へ出て太陽の光を浴びること。起床してすぐ太陽の光を浴びて、体内時計をリセットするのが望ましいです。太陽光を浴びる時間が遅くなればなるほど、体内時計がリセットされる時間が遅くなり、いつまでも眠気が抜けないうえ、夜になってもなかなか眠気が訪れない、ということになります。そんな状態が続くと、生活リズムがどんどん乱れていき、体調にも悪影響を及ぼしかねません。朝は太陽の光を浴びて体内のリズムをリセットし、1日をスッキりした気分で始めましょう！

朝は温かい飲み物をとって体を内側から目覚めさせる

私が毎朝、欠かさず実行しているもう1つの習慣は、「目覚めに温かい飲み物を飲むこと」です。夏場、暑くてたまらない日の朝は冷えた飲み物をとることもありますが、基本的には温かい飲み物を飲むことにしています。何を飲むかはそのときの気分次第で、白湯を飲むこともあれば、温かいお茶を淹れることもあります。

冬場のお気に入りドリンクは、**手作りのユズ茶**です。丸ごとのユズを軽くゆでたあと、適当な大きさに切って保存瓶に詰め、瓶の半分くらいまでハチミツを注ぎます。何日かたつと水分が上がってくるので、瓶の中で再度混ぜ合わせ、それをカップに適量とってお湯を注ぐと、ユズ茶の出来上がりです。冬の朝、お風呂に入りながらユズ茶を飲むのが、ちょっとした楽しみです。

目覚めに温かい飲み物を飲む理由は、体を温めるためです。人間の体温は1日のうちで1度くらい変動し、起床時がもっとも低くなっています。目を覚まして、体が活動モードに入ると、体温が徐々に上昇し、夕方の4時～6時ごろにピークを迎え、夜になると体温が下がっていきます。

ですから、体温の低い朝に温かい飲み物をとることで、体を内側から温めて体温の上昇を促し、体を活動モードに切り替える後押しができるわけです。

また、私たちは寝ている間に、汗や呼吸で体の水分が失われます。目覚めに温かい飲み物をとることは、睡眠中に失われた水分を補給し、脱水を防ぐ意味でも大切です。

日中は活動的に！「ちょっとそこまで」は、積極的に歩く

日常生活の中でこまめに体を動かすことが大切

私が日中、心がけていることは2つあります。1つは**「常に姿勢を正すこと」**。座っているときや立つとき、歩くときなど、自分の姿勢や動作を常にチェックして、いつも正しい姿勢と正しい体の動かし方をするように気をつけています。

2つ目は、**「日中はできるだけ体を動かすこと」**。駅を利用するときはエスカレーターやエレベーターは極力使わず、階段を上り下りする。「ちょっとそこまで」の用事があれば、積極的に歩く。そうやって日常生活の中でこまめに体を動かすように心がけています。

人間も「動物」で、人間の体は動くようにできており、適度に体を動かすことによって体のさまざまな機能が適切に働くようになっています。「体を動かすと疲れる」と思っている人が多いかもしれませんが、そうではありません。座りっぱなしや立ちっぱなしなど同じ姿勢をずっと続けていたり、あまり体を動かさないでいると、一部の筋肉が過度に緊張したり、血流が悪くなったりして、かえって肉体的な疲労が蓄積していきます。疲労は、最後には痛みにつながります。

その典型的な例が、長時間のドライブで感じる眠気や疲労感です。車の運転席に座り続けていると、股関節が直角に近い角度で曲がったままになり、太ももの裏側は座面に押し付けられ圧迫された状態で長時間過ごすことになります。すると、上半身と下半身をつないでいるそけい部の太い血管やリンパの流れが悪くなり、足がむくんだり、老廃物が滞って疲労感や眠気を催したりするのです。

デスクワークの場合も、同じことが言えます。私たちの体は、常に心臓を中心に血液を循環させることによって、全身に酸素と栄養を届けています。動脈を通じて心臓から脚へ送り出された血液は、毛細血管を経て静脈に入り、ふくらはぎなど下肢の筋肉の力で血管内の血液が押し上げられて、心臓へと戻されます。

ところが、ずっと座ったままの姿勢で動かないでいると、下半身の血流が滞ります。その結果、脚のだるさやむくみが生じます。ですから少なくとも1時間に1回は、立ち上がったり少し歩いたりして脚の筋肉を動かし、脚に滞留した血液を心臓へ戻してあげることを意識しましょう。

日中に体を動かすと、よく眠れるようになる

肉体的な疲労には、激しいスポーツや肉体労働が原因で起こるものと、運動不足からくるものがありますが、現代人の大多数は、運動不足で体が疲れています。

昔の日本人の生活は、床の上に座る、床から立ち上がる、和式トイレでしゃがむ、といった下半身の筋肉を使う動作が多く、家事や農作業なども人力に頼るしかなかったので、日常生活のあらゆる場面で体を動かして、生活動作の中で自然と運動やトレーニングをしていました。

しかし、機械化が進んで便利になった現代人の生活は、昔に比べて体を動かす機会が格段に減っています。**日中の運動量が足りないと、夜になってもなかなか眠くならず、睡眠の質の低下につながります。**日中は活発に活動し、夜はしっかり休むのが、人間に本来備わっている体のリズムです。ですから、昼間は意識し

て積極的に体を動かすことが大切なのです。

とはいえ、もともと体を動かすのが好きではない人や運動が苦手な人に無理やり「運動しなさい」と言っても、長続きしません。私も、楽しみながら体を動かすことは大好きですが、黙々と行うトレーニングは好きではありません。「楽しい！」という要素がなければ、たとえ体にいいことでもストレスになるだけで、毎日の習慣にするのは難しいでしょう。

楽しみながら体を動かす方法としてお勧めしたいのが、散歩です。ウォーキングでもランニングでもなく、**あくまでも「お散歩」**。外出のついでや仕事の合間など、ちょっとしたすき間時間を利用して、15分でも30分でもいいので、少し寄り道をしたり、普段は通らない道を探索したりと、ブラブラ散歩しましょう。

散歩の楽しみは、小さな発見にあります。裏道で素敵なお店を見つけたり、庭木の花や公園の鳥の鳴き声に季節や自然を感じたりと、歩いているうちにいろいろな発見や出合いがあるので飽きずに楽しめて、いい気分転換になります。

特に、天気のよい日の散歩はお勧めです。日光を15分以上浴びたり一定のリズムで体を動かすリズム運動を行ったりすると、脳内でセロトニンという神経伝達物質の分泌が盛んになります。セロトニンは「幸せホルモン」とも呼ばれ、精神を安定させ、ストレスを軽減させる働きがあります。

しかもセロトニンは、108ページで紹介した睡眠ホルモン・メラトニンの原料でもあります。明るいうちはセロトニンからメラトニンを合成する酵素の働きがブロックされていますが、暗くなるとこのブロックが外れて、メラトニンが合成・分泌されるのです。

また、日光を浴びると、皮膚でビタミンDが合成されます。ビタミンDは、体内でカルシウムの吸収を高める働きがあり、ビタミンDが欠乏すると骨や歯がもろくなったり、骨粗鬆症やうつ、動脈硬化や糖尿病など生活習慣病のリスクを高めるとの報告もあります。

このように、日中、屋外に出て体を動かすことは、多くのメリットがあります。まずは気負わず、寄り道気分で楽しめる散歩から始めてみましょう。

お昼の「15分の休憩」で、午後のパフォーマンスがアップする

15分の仮眠で脳の疲労を回復させ、午後の睡魔を撃退

昼食のあと、眠気に襲われて頭がぼんやり。午後に入ってから仕事の能率がイマイチ上がらない……。そんなとき私は迷わず、リセットのために**「15分のプチ休憩」**を取ります。

15分の休憩時間をどのように過ごすかは、そのときの気分や体調によって違います。椅子に座ったまま目を閉じて仮眠を取ることもあれば、席を立って体をストレッチしたり、軽く体を動かしたりすることもあります。

起きている間中、脳は休むことなく働いています。眠くなる、思考力が落ちて考えがまとまらない、やる気が持続せず物事に集中できない、注意力が散漫になって動作や反応が鈍くなる、行動が緩慢になるといった変化は、脳の疲労を示すサインです。

脳の疲れは、眠ることでしか回復できません。起床後、時間が経過するにつれて、脳内には少しずつ睡眠物質（脳内で生成され、自然な眠気を誘発する物質）がたまっていきます。睡眠物質の蓄積がピークに達すると、大脳を休ませるために体は眠くなるのです。そして睡眠を取ると、眠っている間に睡眠物質が分解されていきます。

脳が疲れて眠気を覚えたとき、その場しのぎで栄養ドリンクやコーヒーなどのカフェイン飲料を飲んで眠気を追い払おうとしても、疲れは脳に蓄積されていきます。休憩を取って仮眠し、睡眠物質を減らす以外に、脳疲労を回復させる方法はないのです。

効果的に仮眠を取るには、いくつかポイントがあります。まず、仮眠の時間は、15分～20分程度がベスト。30分以上仮眠を取ると、脳や体が覚醒しにくい深い眠りに入ってしまい、スッキリ目覚められないだけでなく、夜の睡眠にも悪影響を及ぼすので、逆効果になってしまいます。仮眠に入る前にアラームをセットしておき、寝過ぎないよう気をつけましょう。

また、仮眠を取る時間帯は、午後3時までが望ましいとされています。午後3時を過ぎると、夜の睡眠に影響を与えてしまい、なかなか寝つけなくなる恐れがあるからです。

仮眠は、本当に眠らなくてもOKです。**ただ目を閉じているだけ**でも、脳を休ませて睡眠物質が増えるのを防ぐ効果はあります。睡眠物質がたまって睡魔に襲われる前に、昼休み時間などに仮眠を先に取っておくのも、賢い対策です。

最近は「働き方改革」で、残業の制限や定時退社が推奨される職場も増えています。限られた時間内に効率よく仕事をこなし、常に最高のパフォーマンスを発揮することが、ビジネスパーソンにますます求められています。

脳の疲労は、仕事のパフォーマンスに大きな影響を及ぼします。お昼の「15分の休憩」で午後の睡魔を撃退し、スッキリした頭で最高のパフォーマンスを発揮しましょう。

夜の入浴は必ず浴槽に浸かる

入浴で深部体温を上げると、眠りにつきやすくなる

私にとって欠かせない大切な日課は、夜の入浴は必ず湯船に浸かること。日本人は昔から、湯船に浸かる入浴文化を持っていました。お湯に浸かる入浴には、多くの健康効果があることがわかっています。

湯船に浸かる入浴は、体を芯から温める**温熱効果**と、お湯の水圧による全身の**マッサージ効果**、水の中で重力の影響が軽減される**浮力の効果**が得られます。

お湯に浸かって全身が温まると、血管が拡張して体の末端にまで血液が流れるようになります。全身の血流がよくなると、体の隅々にまで酸素と栄養素が運ばれて、体にたまった老廃物が速やかに回収されるので、疲労回復につながります。下半身に水圧がかかることで、脚にたまった血液を効率よく心臓へ戻すことができ、脚のむくみ解消にも効果があります。

加えて、お風呂に浸かると、浮力が働いて体重は陸上の約9分の1程度になり

ます。私たちは常に、地球上の重力と闘いながら生きていますが、お風呂の中では、普段は重力に抗って体を支えている筋肉や関節が緊張から解放され、体が軽くなるので、心身ともにリラックスします。つまり、湯船に浸かる入浴は、体をゆるめてリラックスさせる最高の方法なのです。

また、夜にゆっくりお風呂に浸かり、体を芯から温めて体温を上げることは、スムーズに眠りにつくためにも大いに役立ちます。

睡眠には人体に備わった3つのリズムが関わっており、心地よく質のよい睡眠を得るには、3つのリズムをうまく同調させることが大切です。

睡眠に関わる第1のリズムは、**夜になったら眠るリズム**。これは、108ページで説明した体内時計が刻む1日周期の生体リズムのことで、人間は夜になったら眠くなるようにできています。

第2が、**疲れたら眠るリズム**。120ページで説明したとおり、起床後、時間の経過とともに脳内に少しずつ睡眠物質がたまっていき、睡眠物質の蓄積がピークに達すると、強い眠気が訪れます。

そして第3が、**体温が下がると眠くなるリズム**。体温には、体の表面の体温である皮膚温と、脳や内臓など体の内部の温度である深部体温があります。深部体温は体内時計が刻むリズムに合わせて1日の中で1度くらい変動しており、夜から明け方にかけて下がり、午前4時~6時頃を底にして上がり始め、夕方4時~6時頃に体温上昇のピークを迎えます。深部体温が高いときは体が活動モードで眠気はほとんどなく、深部体温が下がると眠くなります。

人間は眠りに入るとき深部体温が急激に下がり、入眠前後の体温の落差が大きいほど眠りにつきやすくなります。運動をした日の夜ぐっすり眠れるのは、運動によって体温が上がり、夜に体温が下がるときの落差が大きくなるからです。

深部体温が下がるまで、1~2時間かかります。したがって、就寝の1~2時間前にお風呂にゆったり入って体を芯から温め、いったん深部体温を上げておくと、寝る時刻が近づくにつれて深部体温が下がり、眠りにつきやすくなるのです。

朝の目覚めをスッキリさせるには、熱めのシャワーがいい

入浴は、お湯の温度や時間、入浴方法によって心身に及ぼす効果が違います。

安眠につなげたい夜の入浴は、38度〜40度くらいのぬるめのお湯に、ゆっくりと浸かるのがベスト。自律神経のうち、体を休息モードに導く副交感神経の働きが高まるので、リラックス効果が得やすいのです。筋肉をゆるめる効果もあるので、肩こりや腰痛の緩和にも適しています。

42度以上の熱いお湯に短時間浸かる入浴は、体を活動モードに導く交感神経を刺激して、心身の緊張を高めます。体がシャキッとしてやる気が高まり、新陳代謝を促す効果もあるので、朝の目覚めにはもってこいなのです。シャワー浴も同じく、交感神経の働きを活発にする効果があるので、目覚めが悪くて朝なかなかエンジンがかからない人は、寝起きに熱めのシャワーを浴びるとよいでしょう。

入浴は、日常生活の小さなご褒美。極上のリラックスとリフレッシュが得られ

る幸せな時間です。楽しい入浴中に思わぬ悲劇を招かないためにも、入浴時には以下の3点に注意してください。

①入浴の前後に水分を補給する

入浴すると発汗などで体内の水分が失われるため、脱水症状を起こす危険性が高まります。脱水を防ぐために、入浴の前後にはしっかり水分を補給しましょう。

②浴室内と外の温度差に気をつける

冬場、浴室と脱衣所や寝室などの温度差が大きいと、急激な温度変化によって血圧が大きく変動し、のぼせや失神、心筋梗塞や脳梗塞、脳梗塞などを引き起こすこともあります。こうした「ヒートショック」を防ぐために、浴室内と外の温度差はできるだけなくすよう心がけてください。また、湯船に浸かる前に必ず、手足など心臓から遠いところからかけ湯をして、お風呂に入りましょう。

③お酒に酔っているときは入浴しない

酔っ払ってお風呂に入ると転倒などの事故につながる恐れもあるので、お酒を飲んだ直後の入浴は禁物です。

寝る前の「ゆるめる」習慣で、よい眠りを手に入れる

寝る前の入浴と「ゴロ寝リセット」で体をゆるめる

夕食から寝る前までの夜の時間の過ごし方で、私がいつも心がけていることは、体と心をゆるめて、リラックスすること。前項で紹介した入浴も、心身をゆるめるために大切な習慣のひとつです。

加えて、体をゆるめるために毎晩実践しているのが、本書で紹介した「**ゴロ寝リセット**」です。日中、起きて活動している間は、どんなに正しい姿勢や動作に気をつけていても、知らず知らずのうちに筋肉は緊張しています。よい睡眠を得るには、布団に入る前に、ぐっすり眠れる体に整えておくことが必要です。そのためには毎晩、全身の筋肉の緊張を心地よくゆるめてほぐす「ゴロ寝リセット」が欠かせないのです。

夜の入浴後、体が温まってリラックスしたあと、ブランケットロールの上にゴロンと寝転がると、体から余計な力が抜け、首や肩、背中、腰、腕、脚と全身の筋肉が気持ちよく伸びて、体がゆるんでいきます。

そうして体がゆるんで気持ちいい感覚を味わっているうちに、自然と眠くなり、すんなりと眠りにつけるのです。「ゴロ寝リセット」で体をゆるめてから眠ると、理想的な寝姿勢に整うので、途中で目が覚めてしまうことなく朝までぐっすり熟睡でき、目覚めもスッキリ。前日の疲れもすっかり消えています。

「5分間のプチ瞑想」で、心をゆるめる

安らかに眠りにつくには、心をゆるめることも大切です。気分がイライラしたり、仕事のことを考えたり、あれこれと悩み事に思いを巡らしたりしていては、脳が興奮して頭が冴えていく一方で、なかなか眠れません。

そんなときにお勧めしたいのは、**「プチ瞑想」**です。瞑想と言っても、決して難しくはありません。難しいことは考えず、目を閉じて、5分間だけでもいいので、自分の呼吸に意識を向けます。

呼吸法も、自己流でOKです。ゆったりとした深い呼吸が理想ですが、鼻から何秒吸って口から何秒かけて吐くとか、腹式呼吸とか、ややこしいテクニック的な話は抜きにして、普段の自分の呼吸のままで構いません。「とにかく、まずはやってみること！」がいちばん大切です。

いざ試してみると、5分間は意外と長いと感じるはずです。目を閉じて何もしていないのに、頭の中で自分の思考がグルグルと巡り、思い浮かんだことが「頭の中の声」となって話しかけてきます。その声に、答えてはいけません。「余計なことを考えないようにしよう」と思う必要もありません。モヤモヤと浮かんでくる自分の思考を、もう1人の自分が高い場所から俯瞰して眺めているイメージで、ただ静かに呼吸に意識を向けます。

吸う息と吐く息に意識を向け、呼吸をしている体の感覚に集中するうちに、頭の中の声は次第に静かになっていきます。それとともに気持ちが落ち着き、深いリラックス感が得られます。気分がモヤモヤ、イライラして眠れないときは、ぜひ5分間のプチ瞑想を試してみてください。

夏は職場以外での
クーラーは控え、
年間を通じて
「冷え対策」を徹底する

冷房で体を冷やし過ぎると自律神経のバランスも乱れる

季節を問わず、私は「体を冷やさないこと」を徹底しています。夏に気をつけているのは、職場以外の場所では極力、冷房の使用を控えること。冬は足を冷やさないように、自宅で過ごすときはコタツで下肢を温めています。体を冷やさないことは、眠りやすい体に整えるためにも、とても大切です。

私たちの体には、外界の寒さや暑さに対応して、体温を一定に調節する体温調節のしくみが備わっています。体温の調節には、体の機能を無意識のうちにコントロールする自律神経が深く関わっています。

寒さを感じると、交感神経の働きが高まります。すると、体内で熱を生み出すためにエネルギー代謝が盛んになり、筋肉が収縮・緊張するとともに、体温を逃さないために皮膚表面の毛細血管が収縮し、血流が悪くなります。そのため、体の深部体温は下がらずに済みますが、手先や足先などの末端まで血液が行き渡らなくなるため、体感として「手足の冷え」を感じます。

反対に、暑いときは交感神経が刺激されて発汗を促すとともに、副交感神経の働きも高まります。副交感神経の働きが高まると、心臓の拍動がゆっくりになり、筋肉は弛緩して血管が拡張します。すると、全身の血流がよくなり、皮膚の表面から熱が放散されて、体温が下がります。


こうして、私たちの体は寒いときには体温を上げ、暑いときは体温が上がり過ぎないようにコントロールされていますが、夏場、冷房に頼る生活をしていると、室内と屋外の温度差が大きいため、急激な温度変化に体がついていけず、自律神経の働きにも乱れが生じます。

その結果、体のだるさや足腰の冷え、食欲不振、不眠など、俗に「冷房病」と呼ばれる不調を招きます。ですから、夏も「冷え対策」が必要ですし、体にできるだけ負担をかけないよう、あまり冷房に頼らず、室内と外気温の温度差がなるべく少ない環境で過ごすほうがいいのです。

「足の冷えを防ぐこと」がスムーズな眠りを実現するカギ

女性には「足が冷えて寝つけない」という悩みを抱えている人が少なくありません。事実、手足の冷えは入眠の妨げになります。

人間は夜、深部体温が下がるタイミングで眠くなることは、125ページで説明しました。このとき、手足の皮膚に近い血管が拡張して血流が増加し、手足から熱が放散されることによって、深部体温が下がります。赤ちゃんが眠くなると手足が温かくなるのは、手足の表面から熱を逃し、体内の温度を下げているからです。

ところが、冷え性の人は手足の末梢血管の血行が悪いため、手足の皮膚温がなかなか上がらず、深部体温が下がりにくくなります。

また、体が冷えていると交感神経が刺激されて、体を休息モードに導く副交感神経が優位な状態にスイッチがうまく切り替わりません。そのため、布団に入ってもなかなか寝つけない、ということになるのです。寝つきが悪く良質な睡眠が取れないと、自律神経の働きが乱れて血行が悪くなり、ますます冷え性がひどくなる、という悪循環に陥りやすくなります。


ですから、寝る前は特に、手足の冷えを防ぐことが重要です。冷え対策はいろいろありますが、いちばん有効なのは、やはり湯船に浸かる入浴です。体を芯から温めて全身の血流がよくなり、手足の先まで温まります。

忙しくてシャワーだけで入浴を済ませる人も多いでしょうが、シャワー浴では体が十分に温まりません。その場合は、**足湯を併用すると効果的**です。バケツや深めの洗面器に少し熱めのお湯を張り、くるぶしの上くらいまでお湯につけておくと、10分ほどで足先から全身がポカポカと温まってきます。

私は冬場コタツを愛用していますが、寝る前に布団乾燥機や湯たんぽで布団を温めておくのも、いい方法です。布団乾燥機や湯たんぽは、布団を温めたあと、ゆっくり温度が下がっていきますが、これが安眠に好都合なのです。入眠時は布団の中が温かいほうが眠りにつきやすいですが、足先がずっと温められていると、手足からの熱の放散が妨げられ、深部体温が十分に下がりません。深部体温が下がらないと眠りが浅くなり、夜中に目が覚めてしまう要因にもなります。電気毛布を使う場合は事前にタイマーをセットして、1時間ほどでスイッチが切れるようにしておくとよいでしょう。

また、しばしば「足を冷やさないために靴下をはいて寝てもいいですか?」という質問を受けます。私自身は、足が蒸れるのが嫌なので靴下ははきませんが、**靴下をはいて寝てもいい**と思います。きつい靴下は足を締め付けて血行を悪くしてしまうので、寝るときにはく靴下は足を締めつけない、ユルユルのものが適しています。

足先の血行を促すには、足首を回すのも効果的です。足の指の間に手の指を差し入れて握り、足首をゆっくりと大きく回します。足裏や足の指をまんべんなくもんだり、ふくらはぎをマッサージしたりするのも、血行促進によいと思います。

とにかく、どんな方法であれ、足の冷えを防いで自分が心地よく眠れることが重要です。いろいろと試しながら、自分に合った方法を見つけてください。

ただし、使い捨てカイロを体に当てたまま寝ると、低温やけどの心配もあるので、寝る前に外すか、就寝時は使わないことをお勧めします。

第5章

よりよい睡眠を得るために知っておきたいこと

快眠のために知っておきたい睡眠の基礎知識

いま注目のキーワード、「睡眠負債」とは？

昨今、注目を集めているのが**「睡眠負債」**という言葉です。2017年のユーキャン新語・流行語大賞トップ10にも選ばれたので、耳にしたことがある人も多いでしょう。響きは似ていますが、睡眠不足と睡眠負債は、意味が違います。

睡眠不足は文字どおり、一時的に睡眠が不足した状態のこと。一時的なものなので、しっかり睡眠をとって休むなど、すぐに対応すれば解消できます。

一方、睡眠負債とは、日々のちょっとした寝不足が、借金のように積み重なっていくこと。お金の借金とは違い、睡眠負債は本人に借金の自覚がなく、借入限度額や返済残高のお知らせもなければ、督促状も届きません。本人が気づかないまま、睡眠負債は雪だるま式に増えていき、ある日突然、自己破産するかのように、心身に重大な不調や病気を引き起こすのです。

睡眠負債が積み重なると、疲れが抜けず、日々の仕事や勉強のパフォーマンスが低下するのはもちろん、血圧や血糖値のコントロールに不調をきたし、動脈硬化が促進し、高血圧や糖尿病、肥満のほか、心筋梗塞や脳梗塞、狭心症など命に関わる病気のリスクも高まります。脳にダメージを与え、病気から体を守る免疫力も低下することから、うつ病や認知症、がんなどの発症リスクも増大します。

さらに怖いのが、**「マイクロスリープ（瞬眠）」**です。これは、本人の自覚なしに脳が突然、睡眠状態に陥り、数秒～30秒間、意識を失う現象のこと。勤務中や運転中にマイクロスリープが起こると重大な事故につながる危険もあり、チェルノブイリ原発事故やスペースシャトル・チャレンジャー号の爆発事故も、従業員のマイクロスリープが原因と考えられています。

マイクロスリープの最大の原因は、慢性的な睡眠不足。睡眠負債も、原因となり得ます。睡眠は、脳を休ませる唯一の手段です。睡眠不足で脳の疲労がピークに達すると、脳は自身を守るために脳を一瞬眠らせて、疲れをリセットするのです。

心身の病気や不調につながるばかりか、事故や過労死で命を落とす可能性もある……。睡眠不足と睡眠負債は、深刻な健康問題なのです。

眠りは「レム睡眠」と「ノンレム睡眠」の2つで構成されている

日々の睡眠不足を解消し、睡眠負債を食い止めるには、質のよい睡眠を十分にとることが必要です。質のよい睡眠とは、一体どんな睡眠なのか。その答えをお話しする前に、まずは睡眠のメカニズムについて見ていきましょう。

睡眠には、浅い眠りの**「レム睡眠」**と、深い眠りの**「ノンレム睡眠」**があります。レム睡眠の「レム（REM）」は、「Rapid Eyes Movement（急速眼球運動）」の略。レム睡眠のとき、体は深く眠っていますが、眼球や脳は活発に動いていま す。レム睡眠中の脳では、記憶や感情を整理し、その固定や消去が行われており、夢を見るのもこのときです。レム睡眠をとらないと技能の習得や語学の習熟が遅れることから、レム睡眠は「脳を創る睡眠」といえます。

ノンレム睡眠は「脳の休息」とも呼ばれ、脳波の状態によって1〜4の4段階のレベルに分けられます。このうち、レベル3と4の深いノンレム睡眠では、ゆるやかな波長のデルタ波という脳波が増えてくるため、「徐波睡眠」とも呼ばれています。ノンレム睡眠中、脳の血流量や活動は低下し、体温や血圧、心拍数も下がり、脳も体も深く休んでいます。

私たちが寝ている間、レム睡眠とノンレム睡眠は一定のリズムでくり返されます。睡眠に入ると最初にノンレム睡眠が出現し、およそ90〜100分の周期でレム睡眠とノンレム睡眠が交互に現れます。

このサイクルが一晩に4〜5回くり返されますが、もっとも深い徐波睡眠に達するのは、最初のノンレム睡眠と次のノンレム睡眠のとき。睡眠後期ではノンレム睡眠のレベルは次第に浅くなり、レム睡眠が増加して、覚醒へ向かいます。

最初の3時間が「質のよい睡眠」のカギ

睡眠リズム（レム睡眠とノンレム睡眠）

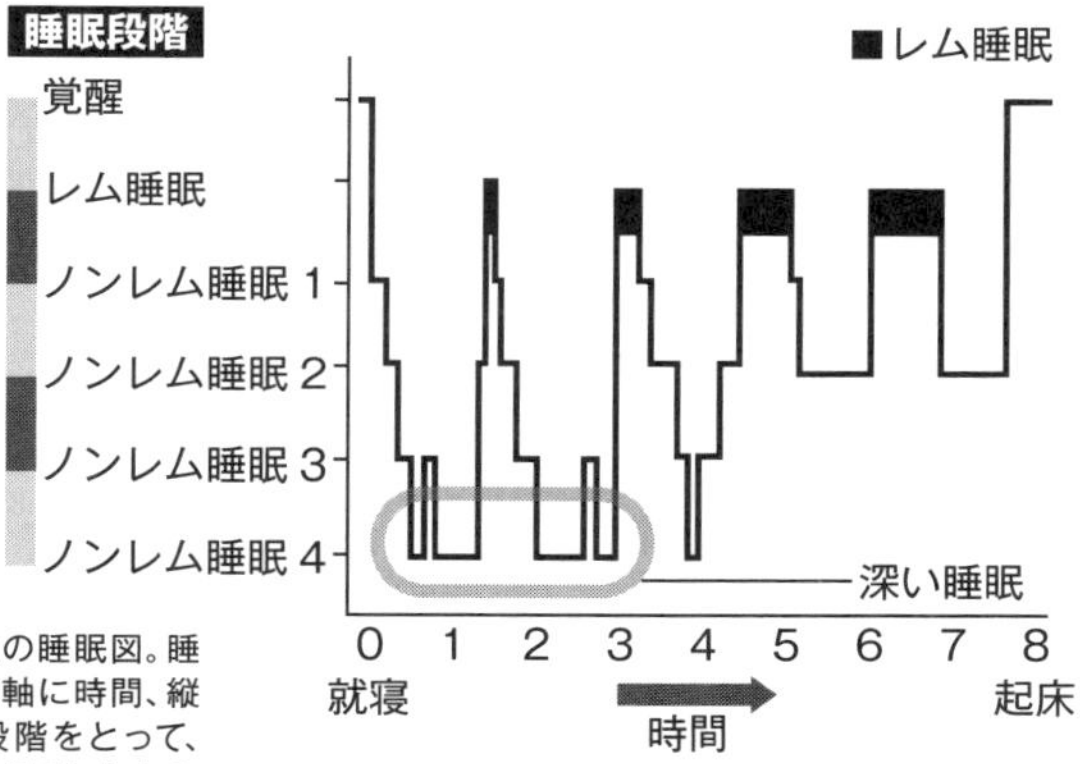

健康な成人の睡眠図。睡眠図とは横軸に時間、縦軸に睡眠段階をとって、一晩の変化を示したもの

出典：「Dement&Kleiman.1957」より

もっとも深い眠りである徐波睡眠のとき、脳にたまった老廃物が除去されて脳の疲労回復が進むとともに、脳下垂体から成長ホルモンが盛んに分泌されます。成長ホルモンは、細胞の新陳代謝を活性化させる働きがあり、体の修復と疲労回復に欠かせないホルモンです。

徐波睡眠が現れるのは、入眠から約3時間の間です。つまり、眠りに入って最初の3時間が「質のよい睡眠をとるカギ」で、この間に深い徐波睡眠まで達することができれば、「ぐっすり眠れた」という満足感が得られると同時に、成長ホルモンもしっかり分泌され、体と脳の修復と疲労回復がきちんと行われるのです。

よい睡眠は、質とともに量も必要です。「何時間眠れば十分か」は個人差が非常に大きく、その人の年齢やそのときの体調、心身の疲労度合い、季節などによってても変わってきますが、一般的には成人で1日7時間程度の睡眠が、健康や長寿によいといわれています。

ただし、睡眠時間は長ければ長いほどいいわけではありません。寝過ぎたあと、体がだるく頭がぼんやりして、かえって疲れが増した経験は、誰しもあると思います。これは、睡眠の質が悪くなるためです。適切な睡眠をとると、レム睡眠とノンレム睡眠が規則正しく出現しますが、睡眠時間が長くなると、このバランスが崩れます。特に、浅い眠りのレム睡眠が増えるため、起きているとき以上に脳が活発に働くことになり、脳が十分な休息をとれず、かえって疲れやすくなります。また、長時間寝ていると体の血流が悪くなり、脳にも十分な酸素と栄養が行き渡らなくなります。何事も「過ぎる」は体によくないのです。

「何時に寝るのがよいか」については、以前は夜10時～午前2時が「睡眠のゴールデンタイム」と言われ、夜9時～11時には就寝するのがよいとされてきましたが、最近は就寝の時間に関係なく**「寝入りから最初の3時間をぐっすり熟睡することが大切」**と考えられています。とはいえ、人間は日中に活動して夜に眠るようにできている動物なので、夜に寝て朝起きるのが、もともと体に備わった自然なリズムに合っていると思います。

質のよい睡眠が十分にとれているかを自分で簡単に知ることができる4つのチェック項目があります。それは**「①寝つきがよい」「②途中で目が覚めない」「③朝スッキリ起きられる」「④日中にウトウトと眠くならない」**こと。

1つでも該当しない項目があれば、よい睡眠がとれていない可能性があるので、自分の眠りを見直してみましょう。

睡眠の質を上げる 1日の時間の過ごし方

運動をするなら、朝から夕方の時間帯がベスト

質のよい睡眠をとれるかどうかは、起きている間の時間の過ごし方によって左右されます。ここでは朝起きてから寝るまでの時間の流れにそって、いつ、どんなことをすれば快眠につながるのか、生活のコツを説明します。

朝の最高の目覚ましは、太陽の光です。第4章で説明したとおり、起床後に朝日を浴びることによって体内時計がリセットされ、体の機能をコントロールする自律神経は、休息モードを司る副交感神経が優位な状態から、活動モードを司る交感神経が優位な状態へ、徐々に切り替わっていきます。

朝なかなか起きられない人は、寝室のカーテンをレースや薄手のものに替えるか、枕元のカーテンを少し開けておきましょう。窓から差し込む朝日が目覚まし時計の代わりになり、自然と目が覚めます。

日中はしっかり体を動かして活動的に過ごすことが、夜の快眠につながります。運動を行う場合は、体が活動モードになっている朝から夕方までの時間帯が適しています。夜遅い時間にハードな運動を行うと交感神経が刺激され、眠りにつきにくくなります。最近流行の24時間営業のトレーニングジムに通っている人は、仕事帰りではなく朝の出勤前に行くのがお勧めです。

就寝の1時間前はリラックスタイム

日没以降の夜の時間帯は、体をリラックス状態に導く副交感神経の働きが高まり、眠りに向けて準備を進める時間です。夕食は就寝時間の3時間くらい前までに済ませて、夕食後はくつろげる環境で、ゆったりと過ごしましょう。

夕食後の飲み物で注意したいのが、アルコールとカフェインです。アルコールは夕食時に晩酌で適量を飲むのはＯＫですが、寝酒はＮＧ。アルコールにはリラックス効果や睡眠作用がありますが、寝る直前にアルコールを飲むと、眠りが浅くなったり夜中に目が覚めたりと、睡眠の質が悪くなります。これは、体内でアルコールが分解されて発生するアセトアルデヒドという有害物質が、深いノンレム睡眠を阻害するためです。寝酒が習慣になると「お酒を飲まないと眠れない」という依存症につながる恐れもあります。

アルコールが体内で分解されるまで2時間くらいかかるので、お酒を飲むなら、晩酌に留めておくこと。アルコールには利尿作用があるので、脱水を防ぐために、お酒を飲むときは**一緒に同量の水を飲む**ようにしましょう。

カフェインはコーヒー以外にも、緑茶や紅茶、ウーロン茶、ココア、栄養ドリンク剤などにも含まれています。カフェインには眠気を覚ます覚醒作用があり、その作用は飲用後20～30分ほどで現れ、3～4時間くらい続きます。「寝る前にコーヒーを飲んでも平気」という人は神経質になる必要はありませんが、カフェインに敏感な人は、夕食後はカフェイン飲料を控えたほうがよいでしょう。

夕食後はリラックスの時間帯なので、脳を刺激して興奮・覚醒させるような活動は、なるべく避けるのが賢明です。具体的には、パソコンやスマートフォン、携帯ゲーム機などの使用です。

これらの電子機器類の画面から出るブルーライトと呼ばれる光は目や体に負担をかけ、寝る前にブルーライトを浴びると睡眠の質が低下することがわかっています。アメリカで行われた研究によると、就寝前にタブレット端末で電子書籍を読むと、紙の本の読書に比べてメラトニンの分泌量や夜の眠気が少なく、寝つくまでに時間がかかり、体内時計にも遅れが生じ、翌朝の目覚めが悪い、という結果が出ています。寝る前にスマホでメールや動画をチェックするのが習慣になっている人も多いでしょうが、安眠の妨げになるので気をつけましょう。

夜の時間の過ごし方でお勧めなのが、音楽を聴く、本や雑誌を読む、ゆったりとお風呂に入る、ボディケアやマッサージをする、お気に入りの香りを楽しむ、ハーブティーを飲むなど、自分がくつろげることを実行するリラックスタイムを持つことです。眠りに入る前の1時間くらいをリラックスタイムに充て、その時間に行う行動を**毎晩のルーティン（日課）**にします。これは「入眠儀式」とも呼ばれ、毎日寝る前に決まった行動をくり返すことによって、自然と眠りモードに気持ちが切り替えられ、眠りにつきやすくなります。

入眠儀式の1つとして、ぜひとも習慣にしていただきたいのが、本書で紹介した「ゴロ寝リセット」です。「ゴロ寝リセット」は筋肉をゆるめて体をほぐす方法なので、体も心もリラックスして、心地よい眠気が訪れます。

リラックスタイムを過ごすうちに眠くなったら、布団に入ります。毎日寝る時間を決めて、時間がきたら床に就く人も少なくありませんが、「眠くなってから寝床に入る」のが快眠の鉄則です。眠気がないのに布団の中でグズグズしていると、つい考え事をしたり、「このまま眠れないかもしれない」という不安がわいたりして、寝つきが悪くなります。

起きている時間の過ごし方に、よく眠れない原因があるかもしれません。ここで紹介した生活のコツを上手に取り入れて、極上の眠りを手に入れましょう。

寝具選びのポイントは、「楽に寝返りを打てること」

体が沈み込んでしまう布団や枕は寝返りの妨げになる

どんな寝具を選べばよく眠れるのか、悩んでいる人もいるでしょう。理想の枕を求めて次々と枕を買い換える「枕難民」の人も多いと聞きます。

しかし私は、寝具にこだわる必要はあまりないと考えています。本書で紹介した「ゴロ寝リセット」を寝る前に実行すれば、体の緊張がゆるんで理想的な寝姿勢をとりやすくなるからです。

私が考える望ましい寝具の条件は、ただ1つ。それは**「寝返りを打ちやすいこと」**です。

個人差や季節による変動はありますが、健康な成人は一晩の睡眠中に平均20回以上も寝返りを打っていると言われます。人間の体は動くようにできていて、同じ姿勢のまま長時間じっとしていると体に無理や負担がかかりますが、それは寝ているときも同じ。ずっと同じ姿勢で寝ていると、下になった体の部分が圧迫されて血液やリンパ液などの流れが滞り、圧迫された部分に痛みやしびれが生じたりしますが、寝返りを打つことで血液や体液の循環を促し、体の負担を軽減する効果があります。

また、体と寝具がずっと同じ面で接触していると、そこに熱がこもって皮膚温が上がり、睡眠を浅くしてしまいますが、寝返りを打つと寝床にこもった熱や湿気が出ていき、寝床内の温度や湿度を快適に保つことができます。寝返りは無意識のうちに行うことが多い行為ですが、こうした重要な意味があるのです。

柔らか過ぎるマットレスや厚過ぎる敷布団は体が沈み込んでしまい、寝返りを打ちにくくなります。特にベッドは、マットレスによって寝心地が大きく違うので、店頭で実際に寝て左右にコロコロと体を転がしてみて、スムーズに寝返りを打てるものを選ぶとよいでしょう。寝返りの打ちやすさを考えると、掛け布団は羽毛布団など軽くて暖かいものが理想的です。

枕は、起きているときと同じように首の自然なS字カーブを保てることが大事です。あお向けに寝たときに首が折れ曲がらない高さの枕、横向きに寝たときに頭、首、背骨が一直線になる高さの枕がベストです。柔らか過ぎる枕は頭が沈み込んでしまい、寝返りを打ちにくくなるので、望ましくありません。

さまざまな素材や形状の枕が市販されていますが、わざわざ高価な枕を買い求める必要はありません。**手持ちのバスタオルやタオルケットで十分**、枕の代用になります。バスタオルやタオルケットを折り畳み、自分にちょうどいい高さに調整して、その上に頭をのせて寝ればいいのです。あお向けで寝る習慣の人は、タオルを筒状に丸めて、その上に首を置いて寝ると、体が楽で理想的な寝姿勢になります。

手作りのタオル枕は、お金もかからず、高さや形の調整も自在です。自分に合う枕が見つからず悩んでいる人は、試してみるといいでしょう。

床に布団を敷いて寝る和式の生活のよさを見直そう

洋風化した現代の日本人の住まいではベッド派の人が多くなっていますが、私は床に布団を敷いて寝る生活を送っています。和式の布団には、ベッドにはないメリットがたくさんあります。

和式の布団は毎日、寝る前に布団を床に敷き、朝は布団を畳んで押入れにしまわなければいけません。布団から出るときは必ず、床から立ち上がる動作が伴います。こうした布団の上げ下ろしや床からの立ち上がり動作は、実は**足腰の筋肉を鍛え、お腹やお尻、股関節を使う格好のトレーニングになっている**のです。

つまり、床に布団を敷いて寝る生活をしていれば、日常動作の中で自然と下半身の筋肉が鍛えられる、ということ。これには知人のスウェーデン人の理学療法士も「日本の布団は素晴らしい！」と感心していました。

高齢者で腰やひざが悪い人や介護が必要な人には、立ち上がりが楽なベッドが適していますが、足腰の衰えを防ぐには、和式の布団の生活が最適なのです。

また、昔ながらの真綿の敷布団や掛け布団は、中身の綿を洗い、へたって固くなってしまった綿をほぐして新しい綿を足す「打ち直し」ができます。3年に1回くらいの頻度で打ち直しに出せば新品同様によみがえるので、長く使えますし、エコで経済的でもあります。重くて動かすのも大変なベッドのマットレスとは違い、敷布団を日に当てて干すことができるのも、和式布団の大きな魅力。布団乾燥機を使うのも悪くありませんが、天気のいい日に外で干した布団の心地よさは格別です。ベッドから落ちる心配もないので、思う存分、寝返りも打てます。

寝室が洋室で、フローリングの床に布団をじかに敷くと湿気やカビが心配な場合は、畳ベッドの上に和式布団を敷いて寝るのも、1つの方法です。昔の日本人の生活スタイルには、元気で健康に暮らすためのさまざまな知恵が詰まっています。和式の布団のよさも、もっと見直されていいと思います。

理想の睡眠環境は
人それぞれ。
自分にとって
快適であればＯＫ！

夏の寝室環境は温度だけでなく湿度もポイント

快眠のための理想的な環境は、一般的には夏は寝室の室温が26度～28度、冬は16度～21度、湿度は季節を問わず50％～60％程度が最適と言われています。夏は暑くて寝苦しくないくらいの室温が、冬は「少し肌寒いけど心地いい」と感じる室温が適温なのです。

これは、入眠前後の深部体温の変化が関係しています。私たちの体には体内時計があり、体を休める時間が近づくと自動的に深部体温が下がり、体がゆっくりと眠れる状態へと調整されます。冬場、寝室が寒いからと極端に暖房を効かせると、深部体温がうまく下がらず、眠りにつきにくくなります。反対に寒過ぎる寝室も眠りを妨げ、室温が10度以下になると睡眠の質が低下するとされています。

冬になると、掛け布団や毛布を何枚も重ねて寒さを防ごうとしがちですが、掛け布団や毛布が重いと、寝返りを打ちにくくなります。パジャマ代わりに厚手のスウェットやジャージを着て寝るのも、布団の中で動きにくく、寝返りの妨げになります。掛け布団類を重ねたり厚着をしたりするよりも、寝る前に布団の中を温めておくほうが効果的です。昔ながらの湯たんぽは時間とともに冷めていくので、深部体温の低下を邪魔しないという意味でも、理にかなっています。

寒がりや冷え性の人は、冬場は特に、寝る前に入浴などで体をしっかり温めておくことが大事です。入浴後1～2時間で深部体温が下がってくるので、風呂上がりの汗やほてりがひき、少し眠くなってきたタイミングで布団に入りましょう。

冬以上に多くの人が悩んでいるのが、夏の暑さ対策です。高温多湿でムシムシとした日本の夏は、非常に寝苦しい気候です。私自身は、寝室の窓を開け放つといい風が入ってくるのでエアコンを使わずに寝ていますが、猛暑日や熱帯夜が続く日本の夏は、もはやエアコンなしには乗り切れないのが現実だと思います。

暑い日にクーラーをかけずに閉め切った部屋で寝ると、日中に建物内に蓄えられた熱が放射されて室温が上がり、夜間熱中症を起こす危険性もあります。エアコンや扇風機、冷感寝具などの涼眠グッズを上手に活用して、寝苦しくなく、寝冷えもしない快眠環境を見つけることが大切です。

夏は温度ばかりに目が向きがちですが、湿度も大きなポイントです。暑いと、体は体温を調節するために汗をかきますが、体温が下がるのは汗が蒸発するときです。湿度が高いと汗がいつまでも蒸発せず、不快な状態が続くことになります。エアコンの設定温度を下げなくても、除湿やドライモードで湿度を下げるだけで十分快適に眠れることも多いので、試してみてください。

理想の睡眠環境が得られない場合は「夫婦別寝」もアリ

光や音も、入眠や睡眠に影響を及ぼします。睡眠ホルモンのメラトニンは、光を浴びると合成・分泌が抑えられます。メラトニンは体内時計に働きかけて自然な眠気を促すほか、副交感神経を優位にして体温や血圧を下げ、気持ちを落ち着かせる働きがあり、体を休息モードへ導くカギとなるホルモンです。

夜間は朝に比べて弱い光でもメラトニンの分泌に影響を及ぼすことがわかっており、特に**パソコンやスマートフォン、携帯ゲーム機などの画面から出るブルーライトは、少量でもメラトニンの分泌にブレーキをかけてしまいます。**光の刺激に加え、パソコンやスマホ操作自体も脳を興奮させ、ますます目が冴えてしまうので、就寝の1～2時間前はできるだけ使用を控えましょう。

音については、ゆったりしたテンポの音楽やヒーリング系の曲などを聴きながら寝るのは安眠に効果的ですが、寝ている間はできるだけ静かな環境が理想的。音の中でも特に人の声は睡眠の妨げになるので、テレビやラジオをつけたまま眠るのは望ましくないとされています。

ただし、何を快適と感じるか、どんな環境だと眠りにつきやすいかは、人それぞれ違います。寝室を真っ暗にしないと眠れない人もいれば、真っ暗だと不安になって眠れない人もいます。万人に当てはまる理想の睡眠環境と言えるものはなく、自分が心地よく眠りにつくことができ、朝までぐっすり熟睡できてスッキリ目覚められる環境が、その人にとってベストな睡眠環境なのです。

快適な睡眠環境や睡眠習慣は人それぞれ違うため、パートナーと寝室を共にしていると、エアコンの温度設定や室内の明るさなどの好みが2人の間で食い違い、どちらか一方が我慢を強いられるケースが少なくありません。相手のいびきや歯ぎしりがうるさくて眠れない、寝起きの時間が違うため相手の物音で目が覚めてしまうなど、パートナーの存在自体が安眠の妨げになることもあります。

そんな場合は、パートナーと寝室やベッドを分ける**「夫婦別寝」**も、ひとつの解決策です。間取りに余裕がない場合は、ホテルのツインルームのように各人のベッドを少し離して置くだけでも、かなり違います。

睡眠に関する好みは生理的なものですから、不快な状態を毎晩ずっと我慢し続けるのは難しく、大きなストレスになります。「仲のよい夫婦や恋人同士は同じ布団で寝るのが当たり前」というイメージがあるかもしれませんが、睡眠不足でイライラして相手にあたってしまうほうが、よほど夫婦仲を悪くします。自分が心地よく眠れる環境づくりを大切にしましょう。

休日の「寝だめ」に要注意！夜更かしや寝過ぎのダメージを防ぐコツ

休日の寝だめは体内時計の時差ぼけを招く

お金は、手持ちに余裕があるときは銀行などに預けて貯めておいたり、足りないときは借金をして、あとでまとめて返済したりできます。では、睡眠もお金のように「寝だめ（＝睡眠貯金）」ができるのでしょうか？

平日は仕事で忙しくて睡眠不足が続いても、休日に長時間睡眠をとれば、平日の不足分をカバーできる、と思っている人も多いかもしれません。実際、ある調査によると、日本人の成人男女の約４割が、平日の睡眠不足を補うために、休日に寝だめをしているといいます。

しかし、寝だめは科学的にもできないことがわかっています。たっぷり睡眠をとれば前日の睡眠不足は解消し、そのときの疲れもある程度はとれると思います。でも、睡眠はお金とは違い、たまった睡眠負債を後日まとめて返済したり、将来の睡眠不足に備えて睡眠を蓄えておいたりすることはできないのです。

眠気を引き起こす睡眠物質は、脳の活動に伴って生み出される一種の老廃物で、起きている時間（脳が活動している時間）と脳の活動量に比例して増えていきます。睡眠物質が蓄積されると脳が疲労し、脳の働きにも支障が出るので、人体は睡眠によって脳の活動を休ませて、睡眠物質を分解します。

ですから、まとめて睡眠をとっておいても、翌日に起こる眠気を防ぐことはできませんし、今日は2日分まとめて睡眠をとったから、明日は徹夜しても大丈夫、というわけにもいきません。結局、脳の疲れも体の疲れも、その日の疲れはその日のうちにとるしかないのです。

休日の寝だめには、もうひとつ問題があります。それは、睡眠リズムが乱れて、**体内時計を狂わせる**ことです。

休みの前日、「明日は好きなだけ寝ていられる！」と思って夜更かしをし、寝て起きたらもう夕方。せっかくの休日なのに1日寝倒して終わってしまった。頭がぼんやりして、なんだか体がだるい……。そんな経験は、誰にでもあるでしょう。そのまま家でダラダラと過ごしてしまい、2日目の休日も朝寝坊し、眠気とだるさが消えないまま休日を台無しにしてしまう、ということもありがちです。

このとき、体の中では海外旅行の時差ぼけと同じことが起きています。オーストラリアで行われた研究によると、健康な人が金曜日と土曜日の夜に好きなだけ寝て朝寝坊した場合、日曜日の夜は、睡眠ホルモン・メラトニンの血中濃度が高くなる時間帯が1時間近く後ろにずれ、メラトニンの分泌量も減少することがわかりました。その結果、時差のある国に到着したときと同じように、もう寝る時刻なのになかなか寝つけないという現象が起こるのです。

これを「社会的時差ぼけ（ソーシャル・ジェットラグ）」といいます。起床時間と就寝時間がずれると、それをきっかけに体内時計が乱れ、世の中の時間と体内時計のリズムが合わなくなり、眠気や不眠、集中力の低下、疲労感、食欲不振など心身に不調をきたします。休日の寝だめのほか、日勤と夜勤を繰り返すシフト勤務の仕事に就く人も社会的時差ぼけに陥りやすいので、注意が必要です。

休日は二度寝せず朝に一度起きてから仮眠をとる

とはいえ、休前日の夜更かしは楽しいもの。好きなときに惰眠をむさぼることができるのは、休日の醍醐味でもあります。夜更かしをしても休み明けの朝をスッキリ迎えられる眠り方はあるのでしょうか。

私がお勧めするのは、**休日の朝もいったん、普段と同じ時刻に起きること**。目が覚めたら布団から出て朝の光を浴び、歯磨きや朝食など平日の出勤前と同じように過ごします。それでも眠ければ寝室に戻り、改めて二度寝をします。

つまり、目が覚めてそのまま二度寝をするのではなく、体内時計をいったんリセットしたうえで、前夜からの睡眠とは分けて、**午前中に仮眠をとるかたち**にするのです。こうすれば、夜のメインの睡眠リズムを大きく崩さずに済みます。

二度寝の誘惑に負けてダラダラと布団の中で過ごし、つい寝過ぎてしまった場合は、そのまま家でゴロゴロと過ごさずに、外へ出て活発に体を動かしてください。軽いストレッチやジョギング、サイクリング、散歩、趣味のスポーツやガーデニング、買い物など何でもOKですが、心地よい疲れを感じるくらいの運動が理想です。寝過ぎると体がだるくて外出する気力も失せがちですが、家でゴロゴロしているだけでは心身の疲れはとれません。休日も、休息と活動のメリハリをつけることが大切です。

そして、夕食後は普段の平日と同じように過ごし、平日の就寝時間になったら、布団に入ります。なかなか寝つけない場合は起きていても構いませんが、平日の就寝時間からできるだけずれないようにします。こうして休日を過ごせば、休日明けの朝、眠くて起きるのがつらい……という事態はある程度防げるでしょう。

体にとっては、平日も休日も同じような生活リズムで過ごすほうが負担が少なく、体内時計や生体リズムも乱れずに済みます。休日に羽目を外すのはほどほどにして、規則正しい生活を心がけましょう。

シフト勤務や徹夜仕事のときは、仮眠を上手に活用して睡眠リズムを整える

夜勤明けも就寝時間と起床時間は極力ずらさない

看護・介護関係やシステムエンジニア、24時間営業の店舗やコールセンターなど、夜勤やシフト勤務のある仕事に就く人は勤務時間がまちまちなので、どうしても睡眠が不規則になりがちです。そんな人たちこそ、いろいろな睡眠テクニックを駆使して、自分で睡眠リズムを整える必要があります。

原則として就寝時間と起床時間はなるべく一定にしたほうが、睡眠リズムが安定します。夜勤明けは帰宅後すぐに寝てしまわず、日中も普段どおりに過ごし、眠くても短時間の仮眠にとどめておくと、夜の睡眠への影響が少なくて済みます。夜は普段よりも早めに寝て睡眠不足を補うのが理想ですが、翌朝の起床時間は、日勤のときの起床時間から大きくずれないようにします。

自宅や職場で仮眠をとるときは、「ゴロ寝リセット」を行うのがお勧めです。ブランケットロールの上に寝て目を閉じるだけでも、かなり疲れがとれてリフレッシュできます。入眠前の時間をどのように過ごすとぐっすり眠れるか、何時に寝て何時に起きるとスッキリするか、あれこれ試して体調を観察しながら、自分なりの快眠パターンを見つけていただきたいと思います。

徹夜仕事は気合で乗り切るにも限界がある

徹夜仕事は体に悪いだけでなく、頭がぼんやりしてミスが増え、作業の効率も大幅に落ちます。アメリカで行われた研究によると、健康な成人が十分に覚醒して作業を行うことができるのは起床後12時間〜13時間が限度で、**起床後17時間を過ぎると飲酒運転と同じ程度まで作業能率が低下**してしまうそうです。

けれども、「明日の朝までに報告書を仕上げなければいけない」といった切羽詰まった状況に追い込まれることもあるでしょう。そんなときは、覚悟を決めてやるしかありません。当然、ダメージは残りますが、次の日はゆっくり寝て、2〜3日かけて少しずつ調整していけばいいと思います。

ずっと起きて仕事や勉強をするのではなく、先に睡眠時間を確保して、一度リフレッシュしてから再開するのも、ひとつの方法です。

私は理学療法士の養成学校に通っていたとき、実習生として病院で1カ月間、臨床実習を受けました。実習期間中は朝9時から午後6時まで病院に出て、毎日レポートを提出し、勉強もしなくてはいけません。睡眠時間を削らなくては到底、課題をこなせませんが、実習で疲れてなかなかはかどりません。

そこで私は、頭と体を休めるために夜10時〜午前2時までは寝ることに決め、深夜2時過ぎに起きて課題やレポートを書いて乗り切りました。起きたまま勉強するよりも効率はよかったと思いますが、さすがに1カ月の長丁場は過酷でした。実習が終わった当日、布団に倒れ込んで昏々と眠り続けました。

睡眠はもちろん大事ですが、ときには睡眠時間を犠牲にせざるを得ない場面もあります。優先順位1位のことを先に片づけるか、最低限の仮眠や睡眠をとってから取り組むか、その時々で自分に合った対処法を考えましょう。

あれこれ思い悩む
ストレスは安眠の大敵。
完璧を目指さず、
おおらかに考えよう！

自分を追い詰めてしまう考え方を手放す

精神的なストレスも、日々の眠りに大きく影響します。本章の最後に、ストレスをため込まない物事の捉え方・気の持ち方についてお話ししたいと思います。

読者の皆さんに私がいちばん力説したいのは**「完璧を目指さない！」**ことです。何事も「完璧にやり遂げないといけない」「結果を出さなければいけない」と思うと、プレッシャーがかかって苦しくなりますし、完璧にできず、結果が出ない自分を責めてしまいます。

自分なりにベストは尽くすけれども、完璧は目指さない。本書で紹介した快眠メソッドも、自分が手軽にできそうなことから「まずはやってみよう！」と、気楽な気分で取り組んでいただきたいのです。

もちろん、毎日できなくても全然OKです。私自身も、本書で紹介したことを完璧に実践できているわけではありません。人間ですから、ダメダメな日もあります。

「○○はダメ」「××しなければいけない」と自分を縛るのではなく、「どうすれば、もっと気持ちよく眠れるだろう?」と眠りを探求する気分で、自分の体の声を聞きながら取り組んでいただきたいと思います。

そうやってワクワクと楽しみながらメソッドを実践するうちに、あなた史上最高の眠りを手に入れられるはずです。

第6章

「ゴロ寝リセット」体験談

「ゴロ寝リセット」で睡眠の質が上がり、腰痛も解消。夜勤のあるハードな介護の仕事も元気にこなせる！

東京都　S・Jさん（49歳）

私は10年ほど前から腰痛が悪化し、整骨院、整体、マッサージ、運動などあらゆる方法を試みましたが、改善しませんでした。腰痛の名医といわれる医師にも診てもらいましたが、湿布も、強い痛み止め薬やブロック注射（神経や神経の周辺に局所麻酔薬を注射して痛みをなくす方法）も効果がありませんでした。

仕事がハードなことも、腰痛に拍車をかけた原因だと思います。私は介護福祉士で、高齢者ホームに勤務しています。介護の仕事では、おむつ交換やベッドからの起き上がり介助のときなどに自分よりも大きくて重い高齢者の体を支えて動かさなければならず、中腰の姿勢で行う作業も多いため、腰に非常に負担がかかります。腰痛用コルセットを締めていても腰が痛くなり、ひどくなると脚までしびれてきます。「いつまで仕事を続けられるだろう？」「将来は歩けなくなり、車椅子生活になるのではないか……」と思うと、とても不安でした。

２０１８年12月、知人の紹介で初めて矢間あや先生の個人セッションを受けました。矢間先生によると、私は姿勢が悪く、腰に負担をかけるような姿勢や動作がクセになっており、それが腰痛を招いているとのこと。普段の姿勢と動き方、体の使い方から改善していくことを提案されました。矢間先生の指導は具体的でとてもわかりやすく、私の姿勢のどこが悪いのか、体のどの部分を意識すれば姿勢や動作がよくなるか、手本を見せて細かく教えてくれました。介護の基本動作についても、腰に負担をかけない介助のやり方を指導してもらいました。私は腰痛改善のためにヨガに通っていましたが、そのヨガのポーズがかえって腰を悪くしていると指摘され、私に合ったオリジナルなポーズも教えてもらいました。

特に印象的だったのが、19年1月に受けた指導です。その日は夜勤の当番日でしたが、立っているのも大変なほど、腰痛が悪化していました。すると矢間先生が「仮眠の前にこれを行うといいですよ」と、「ゴロ寝リセット」を教えてくれました。早速職場で試してみると、普段とは段違いの「いい仮眠」がとれたのです。

私の職場はシフト制で、夜勤日は午後3時半から翌朝の午前9時まで勤務します。夜10時から3時間の仮眠休憩はありますが、コールボタンが鳴ると即座に入居者の元に駆けつけなければいけませんし、気持ちが張り詰めていてほとんど眠れません。ところが、仮眠室で「ゴロ寝リセット」の基本ポーズを行うと、すぐに眠気に襲われて、文字どおりバタンキュー。30分くらい熟睡していました。仮眠後は頭がスッキリ、体も軽く、無事に夜勤を乗り切れたのです。腰痛がひどかったのにいつもより早く仕事をこなすことができたのも、私にとって驚きでした。

以来、夜勤のときはもちろん、普段も自宅で寝る前に必ず「ゴロ寝リセット」を実行しています。私は若い頃から6時間睡眠で、自分をショートスリーパー（短い睡眠時間で健康を保っていられる人）だと思っていました。長時間寝ると体が痛くなり、かえって体調がよくないからです。しかし、「ゴロ寝リセット」を始めてから、続けて7～8時間ぐっすり眠れるようになったのです。以前と同じ6時間睡眠でも、深く質のよい睡眠をとれるようになり、目覚めのスッキリ感がまったく違います。翌日まで疲れやだるさが残ることが、ほぼなくなりました。

私はシフトによって起床時間が違うので睡眠が乱れやすく、寝過ごしてしまうのが不安で、よく眠れませんでした。でも、「ゴロ寝リセット」のおかげでよく眠れるようになり、睡眠の改善とともに腰痛も格段に軽くなりました。矢間先生から教わった腰痛改善ヨガのポーズを毎日実行した効果もあり、1カ月ほどでコルセットが不要になりました。反り腰だった姿勢もかなり改善され、矢間先生から「姿勢がよくなった」とほめられています。それだけではありません。便秘が解消し、2～3日に1回だったお通じが毎日スムーズに出るようになったのです。

また、私は更年期に入ってから急な発汗や寒気、イライラ感などの不調が出ていましたが、「ゴロ寝リセット」を行うと精神的にリラックスして、イライラすることが減りました。体に痛みが出ずテキパキと動けるので、仕事の能率もアップ。おむつ交換などが予定時間よりも早く終わるようになり、気持ちに余裕を持って入居者のケアができるようになりました。私にとって「ゴロ寝リセット」は、元気に仕事を続けていくために欠かせないもの。今後も毎日続けていきます。

毎朝の「ゴロ寝リセット」で頭も体もスッキリ。寝起きの首や腰の痛みと体のだるさが解消した！

東京都　Ｙ・Ｋさん（31歳）

矢間あや先生に初めてお会いしたのは、２０１９年４月のこと。ある会合でたまたま同席し、お互いに自己紹介をして矢間先生が理学療法士と知った途端、思わず「体が痛いんです！」と相談していました。

僕は営業職で、資料などが入った重いリュックを背負って外回りに出ることが多く、ここ数年、首と肩、腰の痛みに悩まされてきました。まだ30代ですが、これまでにギックリ腰を３回も経験しています。

特に気になっていたのが、寝ても疲れが取れないこと。僕は普段、深夜１時に就寝して朝８時に起きています。僕は非常に寝つきがよく、スマートフォンに記録される「睡眠ログ」（就寝・起床時間や眠りの深さ、寝返りの回数などを自動で感知して毎日の睡眠状態を記録・分析する機能）を見ても深い睡眠がとれているはずなのに、朝起きると体がだるく、首が痛いのです。

そんな相談をすると、矢間先生は「昼間の姿勢が悪いから首や腰に痛みが出て、『体をゆるめる』ことができないから寝ても疲れが取れず、起きたとき体が痛くなる」と説明してくれました。「体をゆるめると熟睡できる」という話に興味がわき、5月に矢間先生の講習を受けてみました。

講習では「ゴロ寝リセット」を中心に体をゆるめて整える方法を体験し、普段の姿勢の問題点と改善策のアドバイスもいただきました。

「ゴロ寝リセット」をひと通り行った後、ブランケットロールから降りてあお向けになって目を閉じて休む時間があったのですが、そのとき僕はイビキをかいて思い切り爆睡していました。「こんなに気持ちよく眠れたのは、いつ以来だろう？」と思ったほど。寝ていた時間は20分ほどでしたが、起きるとスッキリして体が軽く、「ぐっすり気持ちよく眠れた！」という満足感がすごくありました。

姿勢に関しては、「首を前に突き出した姿勢がクセになっているから、首の後ろの筋肉がいつも緊張し、首のこりや痛みにつながっている」という矢間先生の説明に納得。僕は腰が反り返っていて、反り腰のせいで腰に負担がかかり、腰痛を招いていると説明され、腰痛予防に役立つ呼吸エクササイズも教わりました。

講習を受けた翌日から早速「ゴロ寝リセット」を始めました。僕の場合、夜寝る前ではなく朝に「ゴロ寝リセット」の基本ポーズを実行しています。以前から日課にしていた瞑想と組み合わせて行うことにしたのです。

目を覚ました後に20分ほど目を閉じてブランケットロールの上であお向けに寝て瞑想をしていると、眠りながら起きているような気持ちのよい感覚に包まれて、深くリラックスできます。瞑想を終えて起き上がると、頭も体もスッキリ。寝起きの頭の重さや体のだるさ、首と肩の痛みに悩まされることはなくなりました。

まだ始めて2週間ほどですが、反り腰の姿勢も少し改善したようで、あお向けに寝ても腰が浮かなくなり、腰痛が出そうな兆しを感じることもありません。自分の体が少しずつよくなっていることがわかるので、この先が楽しみです。

座り仕事の頑固な腰痛が「ゴロ寝リセット」で改善し、寝つきや目覚めもよくなった！

東京都　S・Yさん（51歳）

私は自宅でWeb関係の仕事をしており、1日10時間以上はパソコン作業をして過ごします。そんな仕事柄、長年腰痛に苦しんできました。腰痛がひどくなると腰を曲げるのも伸ばすのも激痛が走り、腰が固まって動かなくなります。マッサージに行くと「首も肩も背中も板のように硬いですね」とあきれられ、2時間もんでもらってもさほど楽にならず、2～3日たつと腰痛がぶり返す状態でした。

2019年1月、知人の紹介で矢間あや先生のレッスンを受けました。私は子どもの頃から姿勢が悪く、姿勢を改善するコツを教わりたかったのです。

矢間先生のレッスンは、驚きの連続でした。私は腰だけでなくひざも悪く、ひざが完全に伸びないため、あお向けで寝るのがつらかったのですが、「ゴロ寝リセット」を教わった後でブランケットロールから降りると、硬い床の上にじかに寝ているのに体のどこも痛くなく、気持ちよくあお向けで寝ることができたのです。レッスン前は片足立ちをすると体がグラグラしてすぐに足をついてしまいましたが、「ゴロ寝リセット」の実行後はグラつきながらも片足立ちをキープできるようになり、体のバランスがよくなったのがわかりました。

また、私はお腹とお尻の筋肉をまったく使えていないことも判明。腹式呼吸ができず、お尻に力を入れているつもりでも、お尻の筋肉が硬くなりません。いつもお腹がゆるんでいるから下腹がポッコリ出てしまい、天然のコルセットであるお腹の奥の筋肉が機能せず腰痛を招いていることや、お尻に力が入らないため姿勢が悪くクセのある動きになっていることが納得できました。

レッスン後、寝る前や仕事の合間にベッドの上で「ゴロ寝リセット」を行うことにしました。自分では睡眠に問題はないと思っていましたが、これを始めて、いい眠りとはどんなものかを知らなかっただけだったと思い知りました。

以前は携帯電話のワンセグでテレビを見ながら寝るのが習慣でしたが、寝る前に「ゴロ寝リセット」を行うと、テレビを見なくてもすんなりと眠りにつくことができ、起きたときの腰の痛みや体の重だるさも出なくなったのです。寝起きもスッキリして、ダラダラと二度寝をしなくなりました。

仕事の合間にベッドの上で「ゴロ寝前ならえ」や「ゴロ寝でゴロゴロ」を行うと、体が伸びて肩や腰の疲れが楽になり、いい気分転換にもなります。私は毎朝、ベッドから出ると、毛布を丸めてブランケットロールを作り、布団の上に置いておくことにしています。こうすると、寝室に行けばいつでも「ゴロ寝リセット」ができるので、毎日の習慣にしやすいと思います。

仕事中は、矢間先生に教わった「坐骨を立てて座る」ことを意識しています。仕事に集中していると、つい前のめりになり、猫背になってしまいますが、気づいたときにこまめに姿勢を正すよう心がけています。坐骨を立てて座ると自然と上半身が伸び、お腹にも力が入るので、正しい座り姿勢をできるだけキープすることが、いまの私の課題です。最近は腰の調子がよく、マッサージに行かなくても大丈夫なので、このまま「ゴロ寝リセット」を続けていこうと思っています。

おわりに

本書は眠りに悩みを抱える人たちに向けて書いた本ですが、この本を通じて私が伝えたかったメッセージがあります。それは「自分次第でカラダは変わり、よりよい状態に整えていくことができる」ということです。

本書で紹介したメソッドを実践したあなたは「最高の眠り」を手にすることでしょう。それは、あなたが自分のカラダと向き合い、自分でメソッドを実行したからです。私は方法を伝えただけで、治療をしたわけではありません。

自分の体のことは、自分でどうにかするしかありません。特に、日常の姿勢や動作など体の使い方については、持ち主である自分以外は直せません。「病院で治してもらおう」「先生にどうにかしてもらおう」と他人任せにしていては、絶対に治りません。私が指導して結果がすぐ出る人は、みんな自分で頑張る人です。

自分の意識と働きかけ次第で、カラダはよい方向にも、悪い方向にも変わっていきます。本書では、正しい姿勢を保つコツや、呼吸法、日中の過ごし方など、カラダをよい方向に整えるためのヒントも紹介しています。「自分はこれができていないな」「これは私の改善課題かもしれない」と思ったことを、1つずつでもいいので実行していただきたいと思います。体が楽に動かせるようになったり、こりや痛みが出にくくなったりと、プラスの変化を実感できるはずです。

睡眠を入り口に、自分のカラダと向き合うことのおもしろさや、自分で自分の体をメンテナンスすることの大切さを、ぜひ知っていただきたいと思います。この本が、あなたに「最高の眠り」をもたらすとともに、自分が主役の健康づくりに取り組むきっかけとなることを願っています。

令和元年7月吉日　矢間あや

著 者

矢間あや（やざま・あや）

理学療法士、ボディーコンサルタント。未来コンディション代表。茨城県生まれ。

妊娠をきっかけに動く楽しさを知り、マタニティビクスを経てヨガに傾倒。

動きには正しい動き方や動かし方があることを知り、また哲学・思想を学びメンタルの大切さも学ぶ。医学的に指導するため理学療法士となる。

医療現場で見たものは、多くのビジネスパーソンが病気になるという悲しい現実だった。日常生活の些細な習慣が大きな病気につながることを伝え、その改善と自分で自分のカラダをメンテナンスする方法の指導・普及に努めている。

オフィシャルサイト　https://yazama-aya.com

カラダをゆるめて最高の睡眠を手に入れる

2019年8月31日　初版第1刷発行

著　者　矢間あや
発行者　澤井聖一
発行所　株式会社エクスナレッジ
http://www.xknowledge.co.jp/
〒106-0032　東京都港区六本木7-2-26
問合先　編集 TEL.03-3403-6796　FAX.03-3403-0582
販売 TEL.03-3403-1321　FAX.03-3403-1829
info@xknowledge.co.jp